JN124266

三訂
食品の安全性 ［第3版］

（公社）日本フードスペシャリスト協会 編

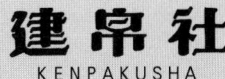

建帛社
KENPAKUSHA

まえがき

　現代の日本は，おそらく世界でも最も豊富な種類の食品とその素材が大量に供給されている。私たちが食品を選ぶ際の基準はきわめて多様であるが，その基本的条件として安全性の確保が求められる。

　こうしたニーズに応えていくため，「食」の専門家として，食品や食生活について流通・販売者と消費者に的確な科学的情報を提供するフードスペシャリストの活躍が期待されている。食品の安全性は，フードスペシャリスト養成課程の必修科目のひとつであり，その教科書として本書の初版は2001（平成13）年7月に発行された。

　その後，2001年のわが国におけるBSE（ウシ海綿状脳症）発生とそれに続いて多発した食品表示偽装事件，そしてカンピロバクターやノロウイルスによる食中毒事例の急増，輸入食品の農薬汚染など，食の安全・安心を揺るがす問題が生じた。そして，これらに対応するため，2003（平成15）年に食品安全基本法が公布され，食品安全委員会が内閣府に設置された。その基本原則として，国民の健康を保護するための科学的なリスクアナリシスの導入がなされたことにより，新しい食品安全行政が始まったといえる。その後，2006（平成18）年には農薬のポジティブリスト制度の導入，2007（平成19）年に感染症法の改正，さらに，2009（平成21）年には消費者行政を一元化するための行政機関として，消費者庁が設置された。そして，2011（平成23）年3月には東日本大震災に伴う東京電力福島第一原発事故により，食品の安全性が脅かされる事態が発生した。

　こうした食品の安全性にかかわる情勢に対応するため，本書も2005（平成17）年に改訂版，2009年に改訂第2版，2013（平成25）年に改訂第3版として版を重ねてきた。

　さらにその後，食品表示法が2015（平成27）年4月から施行され，食品

の安全性にかかわる表示について改正点がみられた。また，2014（平成26）年にはフードスペシャリスト資格のコアカリキュラムが公表され，専門フードスペシャリストとして「食品開発」，「食品流通・サービス」の養成も開始した。そこで本書も，新しい執筆者を加えてこのたび改訂を行った。

　本書は，今後も社会情勢の変化に対応し，また不備な点についても修正・増補を行っていく所存であり，読者の率直なご教示を請う次第である。

2016年2月

責 任 編 集

森 地 敏 樹

植 木 幸 英

川 村　　堅

三訂第3版にあたって

　本書は2016年に三訂版，2018年に三訂第2版を発行し，さらに約3年が経過した。こうした間にも，食品の安全性を取り巻く状況は刻々と変化している。

　本書においては状況の変化に対応するため，最新の動向・知見を盛り込み，食品の衛生管理における規格・基準などを見直し，各種統計データの更新を行い，このたび「三訂第3版」とした。

2021年11月

責任編集者識

目　次

4　食品の安全性の確保

7　器具および容器包装

10　食品の安全管理

1 食品の安全性

★ **概要とねらい**

　食品は私たちの日々の糧（かて）として絶対に欠くべからざるものである。食品に対する消費者の要望はきわめて多様であるが，安全性はその基本的な必要条件である。食品の安全性が確保され安心して消費できることが健全な食生活の基礎である。

　わが国ではBSE（ウシ海綿状脳症）の発生とそれに続いて多発した食品表示偽装事件などにより，食品の安全性についての消費者の信頼性が揺らいだ。このような背景のもとに，食品安全行政のあり方が抜本的に見直された。2003（平成15）年に食品安全基本法が公布され，国民の健康保護を最優先とし，科学的なリスクアナリシス（リスク分析）の手法を取り入れた新しい食品安全行政がスタートした。さらに，2009（平成21）年に消費者の視点から政策全般を監視し，安全で豊かな消費生活を営むことができる社会の実現を目指して，消費者庁が発足した。

　本章では，食品衛生法にはじまり，食品安全基本法から食品表示法に至るわが国の食品安全行政の流れを概括し，また国際食品規格委員会など，国際的動向にも触れた。

　さらに，食品の生産から最終消費に至る全過程において健康に悪影響を及ぼすおそれのある危害要因の代表例を一括して表示し，食品の安全管理に用いられる一般衛生管理プログラム，HACCPならびにISOマネジメントシステムの要点を紹介して，本書全体を学習する道案内として役立つことを意図した。

1．私たちが食品に求めるもの

　食品は，人々が日常的に食物として摂取するものの総称である。私たちは食品に，生命を維持する栄養的価値と，摂取して心身ともに満足感を覚える嗜好的価値を求め，さらに体調調節に役立つ健康的効果を期待する。

　現在の日本では，おそらく世界で最も豊富な種類の食品とその素材が大量に供給されている。食品の選択にあたり，おいしくて品質が高く，できるだけ新鮮で自然に近いものを求める一方，取り扱いが簡便で，保存性にすぐれ，しかも安価なものを希望するなど，消費者の要望はきわめて多様である。しかし，その大前提として，食品が「安全」なものであることが必要不可欠な条件であることはいうまでもない。

　近年，国際的にみて各種の人畜共通感染症が流行し，わが国でも腸管出血性大腸菌，ノロウイルスや黄色ブドウ球菌毒素などによる大型食中毒事件，BSE（**ウシ海綿状脳症**）感染牛の発見，それに続いて多発した食品表示偽装事件，輸入食品における国の安全基準を超える農薬の検出，わが国で認可されていない食品添加物の使用などが相次いで問題となり，食品の安全性についての不安感が高まった。食の安全を論じるとき，しばしば「安全」と「安心」という言葉がセットで使われるが，両者の意味する内容はまったく異なる。安全は客観的な事実に基づく評価であるのに対し，安心は人々の心の状態で主観的な意味合いが強い。食品の安全性についても，いたずらに不安になるのではなく，冷静に安全と安心を区別して考え，対処すべきである。

　食品素材の栽培，飼育などの一次生産から始まり，製造・加工，流通段階を経て最終消費に至るまでの"食品の流れ"において，私たちは一貫して安全な食品の生産・供給を確保しなければならない。この流れ（**フードチェーン**）に沿ってみると，川上になるほど，すなわち消費者からの距離が遠いほど，安全性についての不安が多いといわれている。輸入品よりも国産の食品を選択する人々の第一の基準が安全性であることも，消費者が生産の場における情報をほとん

どもっていないことが不安の原因であることを強く示唆している。

　わが国の**食品衛生法**は，1947（昭和22）年に制定，公布された。2003（平成15）年の抜本的改正を経て，現在この法律は「食品の安全性の確保のために公衆衛生の見地から必要な規制その他の措置を講ずることにより，飲食に起因する衛生上の危害の発生を防止し，もつて国民の健康の保護を図ること」（第１条）を目的とする。

　WHO（**世界保健機関**）は，すべての人々が可能な最高の健康水準に到達することを目的に掲げて1948（昭和23）年に設立された国際連合の専門機関であるが，その**食品衛生の定義**（1955）には，食品の安全性（safety）とともに食品の健全性（wholesomeness）を確保する必要性が述べられている。健全性とは，毒物学的安全性，微生物学的安全性ならびに栄養学的適格性の３項目を総合した幅広い概念である。さらに，食品自体が本来もっている特徴や性質，言い換えれば正常で良好な品質を損なわないように保全することが大切である。

　国際食品規格委員会（コーデックス〔Codex〕委員会）は，FAO（**国際連合食糧農業機関**）とWHOによって1963（昭和38）年に設立された政府間組織で，食品の国際基準を定めることにより消費者の健康を保護し，食品の公正な貿易を促進することを目的とする。コーデックス委員会から示された「食品衛生の一般原則」は，食品衛生管理における原材料，作業環境，食品の取り扱いなどについての国際的ガイドラインである（第３章，p.51，表３−11，第10章，p.180参照）。

2．食品生産から最終消費までの一貫した安全性確保

　2001（平成13）年の国内におけるBSE発生問題をきっかけとし，さらに当時重なって起こった大型食中毒事件や無許可添加物の使用，原産地の偽装表示などを背景として，わが国の食品安全行政が抜本的に見直された。すなわち，2003（平成15）年５月に**食品安全基本法**が公布された。本法は「科学技術の発展，国際化の進展その他の国民の食生活を取り巻く環境の変化に適確に対応することの緊要性にかんがみ，食品の安全性の確保に関し，基本理念を定め，並びに国，

地方公共団体及び食品関連事業者の責務並びに消費者の役割を明らかにするとともに，施策の策定に係る基本的な方針を定めることにより，食品の安全性の確保に関する施策を総合的に推進すること」（第1条）を目的とする。それに合わせて関連する諸法令が制定・改正されるとともに，同年7月に**食品安全委員会**が内閣府に設置された。新しい食品安全行政の特徴は，国民の健康保護が最も重要であるという基本原則と，科学的なリスク分析の手法の導入である。

　消費者による安全な食品の選択を保証するため，生産，製造・加工，流通，販売を含む「農場から食卓まで」のフードチェーンに携わるすべての事業者は，食品の安全性の確保と正確な情報の提供に努めなければならない。

　フードチェーンの各段階には各種の危害要因（ハザード）が潜んでいる（表1－1参照）。**ハザード**とは，健康に悪影響をもたらす原因となる可能性のある食品中の物質または食品の状態を指す。これに対して，**リスク**とは，ハザードが存在する結果として健康への悪影響が起きる可能性とその程度（悪影響が発生する確率と影響の程度）を表す概念である。どんな食品にも何らかのハザードが存在し，食品の安全に絶対はない。そのリスクを科学的に評価する手法が**リスクアナリシス**（リスク分析，risk analysis）であり，**リスク評価**（risk assessment），**リスク管理**（risk management），**リスクコミュニケーション**（risk communication）から構成される（第10章，p.179，表10－1参照）。リスク評価は利害関係から独立して客観的に行われる必要があるため，リスク管理部門とは切り離して実施する体制が整備された。

　食品の安全性を脅かす危害要因は，①食品固有の生体成分として含まれるもの，②食品の生産，製造・加工，流通を経て最終消費に至るまでの過程で外部から汚染するもの，③食品を製造・加工，貯蔵，調理する過程で新たに生成するものに分けて考えることができる。食品の生産・育成から消費に至る全過程を通して，健康に悪影響を及ぼすおそれのある危害要因の具体例とその発生原因をまとめて表1－1に示した。

表1-1　食品の生産から消費に至る全過程で健康に悪影響をもたらす原因となる可能性がある危害要因とその結果として起きる疾病例

食品の生産・加工・流通過程	危害発生の原因	主要な危害要因（有害物質・微生物などの例）	疾病例
食 品 自 体	食品の誤認・誤用，調理法の誤り	テトロドトキシン，サキシトキシン，ムスカリン，アミグダリン，ソラニンなど	ふぐ中毒，貝毒による中毒，毒きのこ中毒，有害植物による中毒など
生 産 ・ 育 成	水質汚濁，土壌汚染，大気汚染，残留農薬，動物用医薬品，不適正な家畜飼料，放射性物質，病原細菌，ウイルス，原虫，寄生虫の汚染など	有機水銀，カドミウム，ヒ素，有機リン剤，有機塩素剤，PCB（ポリ塩化ビフェニル），ダイオキシン類，抗生物質，放射性降下物，感染型・生体内毒素型食中毒菌，ノロウイルス，異常プリオン，原虫，寄生虫など	水俣病，イタイイタイ病，農薬中毒，カンピロバクター，腸管出血性大腸菌食中毒，BSE（ウシ海綿状脳症），寄生虫症など
製造・加工過程	食品添加物の誤用・乱用，化学物質（殺菌剤，洗剤）の混入，病原微生物の汚染・増殖，硬質異物の混入など	ヒ素，PCB，指定外添加物，エンテロトキシン，ボツリヌス毒素，金属片，ガラス片など	粉乳ヒ素中毒，油症（PCB中毒），ブドウ球菌食中毒，ボツリヌス食中毒など
貯蔵・配送過程	酸化，腐敗，病原微生物の増殖，有毒かびの汚染，媒介動物による細菌汚染，ダニ類の発生など	脂質過酸化物，ヒスタミン，かび毒（アフラトキシンなど），サルモネラなど	酸敗油脂による中毒，アレルギー様食中毒，真菌症（肝硬変，発がん），サルモネラ症など
調 理 過 程	病原細菌・ウイルス汚染（調理者，調理器具由来），調味料の誤用・乱用，過度の焼けこげなど	各種経口感染症・食中毒の病原体，ニトロソアミン，ヘテロサイクリックアミンなど	経口感染症，微生物性食中毒，化学性食中毒，発がんなど
容 器 ・ 器 具 類	原材料物質の誤用・乱用・不適切使用など	スズ，鉛などの有害金属，ホルムアルデヒド，スチレン，フタル酸エステルなど	急性または慢性重金属食中毒，肝障害など

（注）　澤村良二・濱田　昭・早津彦哉編　食品衛生学　p. 5　南江堂　1989　の表I-4に基づき，その一部を改変した。

3．食品の安全性と私たちの食生活

　必要十分な量の安全な食料を安定的に確保することは国の最重要政策課題であり，これは食品の安全を保障する基本条件というべきものである。食品の種類で大きく違うが，わが国の食料自給率（供給熱量ベース）はほぼ39％まで低下し，食品の生産や製造・加工が海外で行われる場合も多く，輸入食品の水際での安全性チェックは非常に重要である。国際的な安全基準の整合化とも絡むが，関連する情報を徹底的に公開し，消費者の判断に役立つ表示をすることが不可欠である（輸入食品，食品の表示など，第9章参照）。

　食品の衛生管理手法として，HACCPシステム（第10章参照）ならびにその前提となる一般衛生管理プログラム（第3章参照）について正しい理解と適用が求められる。2018（平成30）年に公布された食品衛生法等の一部を改正する法律は，2020（令和2）年6月1日に施行され，すべての食品等事業者を対象に，一般衛生管理に加えてHACCPに基づく衛生管理またはHACCPの考え方を取り入れた衛生管理を義務とした。なお，ISO22000（食品安全マネジメントシステム—フードチェーンのあらゆる組織に対する要求事項）が2005（平成17）年に発行された（第10章参照）。

　食の安全と安心についてはすでに述べた。安全については，科学的に対応できる。一方，安心については，安全を前提とすることは当然であるが，信頼がなければ確保できない。国内におけるBSE発生をふまえ，牛肉の安全に対する信頼を確保するため，2003（平成15）年6月に特別措置法（牛トレーサビリティ法，p.185参照）が公布されたのは，安心への具体的な対応の一例である。ただし，トレーサビリティシステムは，あくまでも食品とその情報の追跡，遡及のためのシステムであり，製造工程の安全性管理や品質管理を直接行うものでないことに留意すべきである。

　また，事業者は消費者の信頼を確保するために，コンプライアンス（compliance）経営を推進することが大切である。Complyの原義は「人の期待，願

い，要望に応える」ことであり，コンプライアンスは，単に法令順守というだけでなく，「消費者の期待に応えること＝顧客満足」といえる。まさに，この顧客満足を目標としているのが，ISO9000シリーズならびにISO22000である。リスク情報は，発信者の信頼があるかないかで，受けとめ方が大きく異なってくることが指摘されており，リスクコミュニケーションの推進にはコンプライアンスの確立は不可欠といえる。

　現代は，「あの食品は身体によい」，「この食品は身体に悪い」というように，単純な食品情報・健康情報が氾濫している。有毒な動植物の摂取を避けることは当然であるが，個々の食品が健康や病気に及ぼす影響を過大に信じず，適正に判断できるような正しい知識を身につけることが大切である。例えば，焼き魚や焼き肉に含まれる可能性があるトリプトファン熱分解物に発がん性があることは確かであるが，その焼け焦げを食べたら必ずがんになるわけではない。この物質を相当多量に連続給与した動物実験の場合はともかくとして，私たちが普通の食事で焼け焦げを食べても発がん物質の量はごく微量であるし，また一緒に食べる食品のなかには発がん抑制効果をもつものも含まれる場合が多いので，実際に焼け焦げががん誘発の引き金になるかどうかはわからない。大事なことは，食品を有害物質で汚染させない注意と，なるべく多くの種類の食品をバランスよく組み合わせた食事である。

　2005（平成17）年に**食育基本法**が制定され，これに基づいて策定された**食育推進基本計画**に沿って，家庭，学校，職場，地域などさまざまな分野で食育の取り組みが行われている。食育は，食に関する適切な判断力を養い，生涯にわたって健全な食生活を実現することにより，国民の心身の健康の増進と豊かな人間形成に資することを目的とする。食育基本法には，食品の安全性が確保され安心して消費できることが健全な食生活の基礎であると明記されており，食育における食品の安全性に関する正しい理解と情報提供，および意見交換が重要であることはいうまでもない。

　2009（平成21）年9月に，消費者の視点から政策全般を監視し，安心して安全で豊かな消費生活を営むことができる社会の実現を目指して，消費者庁が創設

された。これに伴って，食品衛生法などにおける食品の表示に関する業務は消費者庁に移管された。食品の表示は，食品を摂取する際の安全性の確保ならびに消費者の自主的かつ合理的な食品選択の機会の確保に重要な役割を果たすものである。**食品表示法**は2013（平成25）年に公布され，2015（平成27）年4月に施行された。本法律は，食品衛生法，JAS法（当時の法律名：農林物資の規格化及び品質表示の適正化に関する法律，現在の法律名：日本農林規格等に関する法律と変更）および健康増進法の食品表示に関する規定を整理・統合し，食品表示に関する包括的かつ一元的な制度を創設したものである（第9章参照）。

　これまで本章で論じた食品の安全管理は，一般衛生管理プログラム，HACCPシステム，あるいはISOマネジメントシステムなどで，科学的に対処できるものであった。一方，食品の製造工程や流通段階において意図的に有害物質や異物が混入される危険性は，従来の食品安全基準やランダム・サンプリングによって事前に察知することはできない。例えば，2008（平成20）年の中国産冷凍餃子事件や2013（平成25）年の冷凍食品工場での農薬混入（アクリフーズ事件）などが食品事業者に衝撃を与えたことは，未だ記憶に新しいところである。そのため，**食品防御**（food defense），すなわち「公衆衛生への危害および経済的な混乱を引き起こす意図的な異物混入から，食品を守る努力」が最近重要視されている。国際的にみると，WHOは2002年に「食品テロの脅威：予防と対応システムの確立と強化のためのガイダンス」を作成し，FDA（米国食品医薬品局）は2007年の「食品セキュリティ予防措置ガイドライン」で食品関係事業者が実施できる予防措置を例示した。また，英国規格協会は2008年に「故意の攻撃からの食品と飲料の保護及び防御のためのガイダンス」（PAS96，2014年更新）を発行した。さらに，ISO22000に食品防御の観点を含めた国際規格（FSSC22000）も作成されている。わが国においても意図的な食品汚染の防止策について検討が進められており，「食品防御対策ガイドライン（食品製造工場向け）（平成25年度改訂版）」が公表されていて，活用できる。

　また，現在，コロナ禍として社会問題になっている新型コロナウイルス感染症（COVID-19）は，パンデミック（世界的大流行）が続いている。本感染症は，

エアロゾル（飛沫核，大きさは一般に5マイクロメートル以下）による感染（空気あるいは飛沫感染）といわれており，注目されている。

食品の腐敗・変敗とその防止

★ **概要とねらい**

　一般に食品は栄養素が豊富で水分含量が高いため，微生物が増殖しやすい。微生物のなかには人々が利用する有用なものもあるが，食品の安全性の見地から排除すべき有害なものも多数存在する。それは大別すると，病原微生物と腐敗微生物である。前者については，第3章を参照されたい。本章では後者の腐敗微生物とその制御について解説した。

　まず，微生物に関する基礎知識として，食品に関係する主な微生物の種類，自然界における微生物の分布，微生物の増殖に必要な諸条件ならびに微生物学的危害の発生に関係する主な要因を説明し，さらに簡易な細菌検査法に関する情報を記述した。次に，微生物による食品の腐敗・変敗の定義と腐敗菌などの種類について述べ，腐敗・変敗の判定法を理化学的手法と微生物学的手法に分けて実用的な知識を示した。そのうえで，微生物学的腐敗・変敗の防止について，加熱，冷蔵・冷凍，水分活性調整，ガス置換の効果を中心に説明し，最後に魚介類，食肉，野菜・果実の鮮度の簡単な判定の目安を示した。

　本章に述べた知識はすべて，食品の品質管理の実際面で役立つことを意図したものである。

1. 食品衛生微生物の基礎知識

（1）微生物の種類

　肉眼では見えないか，きわめて見にくい非常に小さい生物を微生物と総称する。ウイルス，細菌，酵母，かび（糸状菌），微細藻類，原虫などがあり，なかにはヒト，動植物に病原性を示すもの，食品の腐敗を起こす有害なものがある。一方，発酵，醸造，微生物工業，バイオテクノロジーなどで利用される有用な微生物も存在する。きのこは担子菌類（かびの仲間）の子実体の発達したものであるが，一般には微生物とは区別して扱われる。

　食品の安全性の面から主として問題となるのは，病原微生物と腐敗微生物で

表2-1　食品にかかわる微生物の主な種類

細　　菌
好気性グラム陰性桿菌：*Acinetobacter*, *Alcaligenes*, *Brucella*, *Campylobacter*（微好気性），*Flavobacterium*, *Moraxella*, *Pseudomonas*, *Coxiella burnetii*（Q熱コクシエラ）
通性嫌気性グラム陰性桿菌：*Aeromonas*, *Chromobacterium*, *Citrobacter*, *Enterobacter*, *Escherichia*, *Klebsiella*, *Morganella*, *Plesiomonas*, *Proteus*, *Salmonella*, *Serratia*, *Shigella*, *Vibrio*, *Yersinia*
グラム陽性球菌：*Enterococcus*, *Lactococcus*, *Leuconostoc*, *Micrococcus*, *Pediococcus*, *Sarcina*, *Staphylococcus*, *Streptococcus*
芽胞非形成グラム陽性桿菌：*Arthrobacter*, *Bifidobacterium*, *Brevibacterium*, *Corynebacterium*, *Lactobacillus*, *Listeria*, *Microbacterium*, *Mycobacterium*, *Propionibacterium*
芽胞形成グラム陽性桿菌：*Alicyclobacillus*, *Bacillus*, *Clostridium*, *Desulfotomaculum*
酵　　母
Candida, *Debaryomyces*, *Kluyveromyces*, *Pichia*, *Saccharomyces*, *Torulopsis*
糸状菌（かび）
Aspergillus, *Cladosporium*, *Geotrichum*, *Monilia*, *Mucor*, *Penicillium*, *Rhizopus*, *Scopulariopsis*
ウイルス
ノロウイルス（小型球形ウイルス），A型肝炎ウイルス
原　　虫
クリプトスポリジウム，サイクロスポラ，クドア，サルコシスティス

（注）　下線を引いた属等には，食中毒原因微生物が含まれる。

ある。第3章で食中毒などの原因となる細菌，ウイルス，病原原虫について解説し，また食品の腐敗や変敗を起こす微生物については本章の後半で述べる。

食品に関係する微生物の主な種類（属名）を表2－1に示した。

（2）自然界における微生物の分布

微生物は自然界のどこにでも存在していて，食品は生産，加工・製造，流通，消費の各段階で周囲から微生物の汚染を受ける。土壌，水，動物，空気など，それぞれ特有の菌叢を有する。

土壌は1 g 中に10^3～10^7個程度の細菌，酵母，かびを含む。細菌のなかで最も多いのは，*Bacillus*や*Clostridium*に属する芽胞形成菌である。

河川や湖水には，10℃以下でも生育する低温性グラム陰性桿菌（*Pseudomonas*など）が多い。一方，海水には中程度の好塩細菌（*Vibrio*など）が存在し，夏期には腸炎ビブリオが海水1 L 当たり10^4～10^5個に達する場合もある。

ヒトや動物由来の微生物は，腸管に存在する糞便系微生物のほか，呼吸器や皮膚に由来するものもある。腸内容物には1 g中の10^{10}～10^{11}個の細菌が含まれており，主なものは嫌気性菌であるが，*Salmonella*, *Campylobacter*など酸素適応性の違いがあるものも存在する。大腸菌は糞便汚染，大腸菌群は食品の取り扱いの良否，加熱殺菌処理の適否を判断する指標として用いられる。呼吸器や皮膚に由来する*Staphylococcus*のうち，黄色ブドウ球菌（*S. aureus*）は食品の安全管理上重視すべき細菌である。

空中に浮遊する微生物は，*Bacillus*や*Clostridium*の芽胞，かびの胞子，乾燥抵抗性の強いグラム陽性球菌などである。これらは空中落下菌として，食品の製造・加工過程の汚染菌となる。

一般に植物性食品にはかび・酵母が多く，動物性食品には細菌の分布比率が高い。また，同じ動物性食品でも，魚介類と乳・食肉・卵では汚染菌叢が著しく相違する。したがって，食品の衛生管理，とくにHACCPシステム（第10章，p.180参照）の危害分析（HA）に際しては，対象食品に特徴的な微生物叢と危害微生物に関する的確な知識をもつことが大切である。

（3）微生物の増殖条件

　微生物の増殖に必要な基本的な 3 要因は，栄養素，水分および温度で，それに**時間**がかかわる。このほかに微生物の種類によって，**酸素の有無，酸化還元電位，水素イオン指数**（pH），**塩類濃度**や**浸透圧**なども影響する。

1）栄　養　素

　細菌のなかには，無機物だけで増殖できる**独立栄養菌**と，無機物のほかに有機物を必要とする**従属栄養菌**がある。食品で問題となる腐敗菌や食中毒菌は従属栄養菌に属し，糖などの炭素源，アミノ酸などの窒素源，ビタミン類，無機塩類などの栄養素が必要である。

　炭素源はエネルギー源であり，また微生物の炭水化物，たんぱく質，脂質などの細胞成分の素材となる。炭素源となるものは，糖類（ブドウ糖，乳糖など），多糖類，有機酸などである。窒素源は，たんぱく質，核酸，補酵素などの合成に必要である。窒素源となるものは，アミノ酸混合物，ペプチドなどであり，培養基にはペプトン（たんぱく質の酵素分解物）の形で加えられることが多い。大腸菌などの腸内細菌は，無機態の窒素化合物（アンモニウム塩，硝酸塩など）も利用できる。

2）水　　　分

　水は微生物の細胞質を維持するとともに，栄養素の取り込みや老廃物の排泄などの溶媒として新陳代謝に不可欠な物質である。

　微生物が利用できる水分（自由水）の割合は**水分活性**（Aw）で表される。微生物の種類によって，増殖に必要な最低Awに大きな差があり，大腸菌では0.94〜0.96，黄色ブドウ球菌では0.86，かびや酵母には0.80以下でも増殖できるものがある。目安として細菌0.90，酵母0.85，かび0.80で示される。

3）温　　　度

　細菌は増殖に適した温度によって，高温細菌，中温細菌，低温細菌に大別される。**高温細菌**は55℃以上で増殖し得る細菌群で，最適温度は55〜70℃付近にあり，30℃以下では増殖しない。レトルト食品などの高温での腐敗で問題となることがある。**中温細菌**の最適温度は25〜40℃であり，一般に 5 ℃以下あるい

は50℃以上では増殖できない。大多数の病原細菌と腐敗細菌はこの菌群に属する。**低温細菌**は増殖の適温に関係なく，7℃またはそれ以下の低温で増殖可能な菌群である。多くは好気性グラム陰性桿菌に属し，その多くはたんぱく質や脂質を分解する活性が高く，冷蔵を要する食品が低温で腐敗する原因となる。ごく少数ではあるが，低温性病原細菌（リステリア モノサイトゲネス *Listeria monocytogenes* など）も存在するので，生の動物性食品の長期にわたる冷蔵の際に注意を要する。

　たとえば，牛肉における細菌の増殖速度に及ぼす貯蔵温度の影響をみると，貯蔵温度が低いほど，異臭やネト（スライム）発生までの期間が長くなる。食品を氷結しない範囲で最も低い温度（牛肉の場合は−1.7℃）に貯蔵すると細菌の増殖は効果的に抑制される（チルド保存）。

4）その他の要因

　酸素との関係で，微生物は，偏性好気性菌，微好気性菌，通性嫌気性菌，偏性嫌気性菌に分けられる。偏性好気性菌は，酸素を絶対に必要とし，酸素がなくなると増殖を停止する。微好気性菌は酸素が微量（5%程度）の条件で増殖でき，それより多くても少なくても増殖できない（例：*Campylobacter*）。通性嫌気性菌は酸素の有無に関係なく増殖でき，酸素がないと発酵系，酸素が十分に存在すると呼吸系で増殖する。偏性嫌気性菌では酸素は毒性を示し，好気的条件では増殖できない。一般的に基質の酸化還元電位（mV：ミリボルト）が低いと嫌気的（−mV）で，高いと好気的（＋mV）となる。

　微生物のなかには，極端な酸性あるいはアルカリ性で増殖できるものもあるが，一般細菌はpH3.5〜9.5の範囲で増殖可能であり，pH7.0付近で最も増殖しやすい。真菌，とくにかびの増殖可能pH範囲は2〜11であるが，最適pHは6前後とやや低い。なお，食中毒起因菌はpH5以下で増殖速度が低下し，pH4以下では一般に増殖しない。

　また，塩類濃度や浸透圧も細菌の増殖に影響し，たとえば，腸炎ビブリオにとって最適な食塩濃度は2〜3％付近であり，食塩無添加では増殖しない。

　表2−2は食品の微生物学的危害の発生に関して注意しなければならない要因を例示したものである。これらの詳しい内容は，本書のなかで解説される。

表2-2　微生物学的危害の発生に関係する主な要因

① 汚染に寄与する要因
　・汚染された生原材料
　・食品取り扱い者（感染者）
　・交差汚染
　・不適切な洗浄，殺菌
　・不衛生なところからの食品の入手
　・生のまま喫食
　・包装の破損
　・貯蔵中の汚染
② 生残に寄与する要因
　・調理，加熱加工，レトルト中の不適切な温度／時間
　・調理済み食品の再加熱中の不適切な温度／時間
　・不適当な酸性化または不適当な発酵
③ 増殖に寄与する要因
　・室温で2～3時間以上放置
　・不適当な冷却（大きな容器で保存，容器の積み重ね）
　・調理後喫食までに12時間以上放置
　・不適当な高温保持
　・冷蔵庫に2～3週間放置
　・食塩濃度が不適当，塩漬期間が短いことによる不適当な処理
　・低水分または中間水分食品の水分活性の上昇

（F.L.Bryan, 1992；小久保彌太郎，2000）
（日本食品保全研究会編（春田三佐夫監修）　HACCPにおける微生
　物危害と対策　p.10　中央法規　2000より引用）

（4）簡易な細菌検査法

　食品の安全性を確保し，品質の向上をはかるための微生物検査は2つのタイプに大別できる。第1は，細菌性食中毒事故などが発生したとき，原因菌，汚染源，汚染経路などを解明するため，主として行政検査機関が実施する**原因究明型の検査**である。検査法としては，原則として公定法（またはそれに準ずる方法）が用いられる。第2は，日常的に生産される製品の衛生的品質を監視し，製造・流通過程などの微生物学的安全性を保証するための**将来予測型の検査**である。このような自主的衛生管理においては，検査結果を速やかに生産工程の管理にフィードバックし，システムの修正や改善に活用しなければならない。そのためには標準的なものさしとなる公定法だけでなく，適切な簡易・迅速または自動化検査法も併用する必要がある。

微生物検査の基本は，寒天平板培養法による**細菌数**（生菌数）の測定である。寒天平板培養法における各単位操作，すなわち検査試料の調製，希釈，寒天平板の作成，塗抹・接種，コロニー数の計測などを簡易化あるいは自動化するための各種の手法や機器が広く用いられている。

　細菌検査の簡易化を目的としたさまざまな手法が開発されている。スタンプ法は，プラスチック容器などに固化させた寒天培地表面を検査材料表面に押しつけて，材料表面に存在する汚染細菌を寒天培地に転着させ，その生菌数を測定する手法である。現場の衛生状態を把握するために用いられ，各細菌に対する選択分離培地が市販されている。乾式培地法は，培地成分と冷水可溶性のゲル化剤などを含む乾燥膜状培地で，試験液を加えるだけで特別な設備や装置が不要な簡便検査として用いられ，各種の選択分離培地が市販されている。

　大腸菌群あるいは大腸菌の検査を簡易・迅速化するため，合成酵素基質培地が開発され，多くの種類の市販品が利用できる。たとえば，大腸菌群では β −ガラクトシダーゼ，大腸菌では β −グルクロニダーゼ産生能が用いられ，両者を同時に検出できる培地も市販されている。

　また，食品残渣や微生物に含まれるATP（アデノシン三リン酸）をルシフェリン−ルシフェラーゼ系を用いて発光量により測定する方法はきわめて感度が高く，短時間で洗浄後の機械・器具の清浄度が検査でき，それらの検査キットが市販されている。

2．食品の腐敗・変敗とその防止法

（1）概　　要
　食品は，エネルギー源，栄養源としてだけでなく，味わいや身体の調整機能的側面が期待されて流通しているが，その根底には食の安全が確保されていなければならない。食品衛生法第6条第1号では，腐敗し，もしくは変敗したものまたは未熟であるもので健康を損なうおそれがあり，飲食に適さない食品について，販売を禁止している。納豆や味噌，ヨーグルトなどのように発酵させ

た食品は，健康を損なわないものとして扱われる。また，きのこのような菌体を食用とするものなどもある。

1) 腐敗・変敗の定義

食品衛生法上で規定する「腐敗・変敗」には明確な定義はないが，一般に，腐敗は肉や魚などのたんぱく質が微生物によって分解される過程，変敗は微生物によるでんぷん質などの分解や油脂が光，熱，酸素などの物理・化学的要因によって分解される変質などの悪変の過程をいう。また，有益な微生物による分解過程を**発酵**といい区別する。食品衛生法では，食品の微生物学的および理化学的変質を問わず一括して悪変を「腐敗・変敗」としてとらえている。

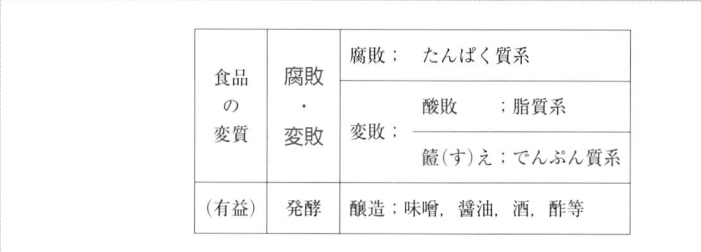

食品の変質	腐敗・変敗	腐敗：	たんぱく質系
		変敗	酸敗 ；脂質系
			饐(す)え：でんぷん質系
(有益)	発酵	醸造；味噌，醤油，酒，酢等	

図2-1　食品の変質における腐敗・変敗と発酵

2) 腐 敗 菌

食品の腐敗に関係する微生物は多い。その多くは原材料や住環境周辺にいる土壌，河川水，海水，下水，空中浮遊の細菌やかびなどである。それらは低温・中温・高温，好気性・嫌気性の生育条件，易熱性・耐熱性などそれぞれに特徴をもち，食品中で増殖し食品を悪変させる細菌が腐敗菌として扱われる。

食品製造現場にはそれぞれに特有の微生物群が生息し，それが製造過程で食品を汚染し，製品の消費期限や保存期限を低下させる場合がある。

主な腐敗菌は，グラム陽性球菌（ミクロコッカス，ブドウ球菌など），桿菌（バチルス，クロストリジウム，乳酸菌など），グラム陰性菌（シュードモナス，プロテウス，大腸菌群など），および真菌である各種のかび，酵母などがあげられる。

主な腐敗・変敗生成物は，①**たんぱく質系食品**：アンモニア，ヒスタミン，その他のアミン類，硫化水素，インドール，メルカプタンなど，②**でんぷん質**

系食品：乳酸，酢酸，ギ酸，酪酸，プロピオン酸，アルコール類，二酸化炭素など，③脂質系食品：ケトン類，アルデヒド類，過酸化物，脂肪酸，などである。

（2）腐敗・変敗の判定法（簡易法を中心に）

1）理化学的判定法

① **揮発性塩基窒素**（VBN；Volatile Basic Nitrogen）　たんぱく質を多く含むものが腐敗すると，アンモニアやアミン類，酸などに分解される。それらのなかで揮発性のアルカリ性（塩基性）物質（VBN）の量を測定することにより，腐敗・変敗の程度を知ることができる。

　　検査試料：魚介類，肉類などのたんぱく質系食品

　　ホウ酸吸収液：ホウ酸1gをエタノール20mLに溶かし，指示薬（0.066%ブロムクレゾールグリーンおよび0.066%メチルレッドエタノール溶液を等量混合する）1mLを加えて，水で100mLとする。

　　器　　具：コンウェイユニット皿（ユニット）

　　検　査　法：細砕試料2gに5％トリクロル酢酸液8mLを加え，30分間放置したのち，ろ紙（No.5A）でろ過し試験溶液とする。その1.0mLを正確に取りユニットの外室に，また内室にホウ酸吸収液を正確に1.0mLを入れ，ワセリンをユニットのすり合わせ部に塗り密閉する。次に，飽和炭酸カリウム液1mLをふたをずらして外室にすばやく入れ，密閉し回転させ試験溶液と混合する。放置時間は，37，27，20，16℃のとき，それぞれ80，100，120，140分間静置したのち，内室液0.5mLを水平ビュレットを用いて0.01M硫酸標準液で滴定する。内室液が緑色 → 無色 → 微紅色になったときの硫酸の消費量を読みとる。試験溶液の代わりに水1.0mLで同様に操作し，ブランク試験とする。

　　計　算　式：VBN（mg/100g）＝0.28×（x−b）×F×D×100

　　　x：0.01M硫酸の消費量（mL），b：ブランク試験の0.01M硫酸の消費量（mL），

　　　F：0.01M硫酸のファクター，D：試料の希釈倍率（5）

　　判定評価：東京都は食肉で，30mg/100g以下を食用の目安としている。一般に魚肉は，新鮮：10以下，普通：15〜20，初期腐敗：30〜40mg/100gである。

多量の尿素を含む軟骨魚類のエイ，サメなどを除く，また，変動の大きい甲殻類は不適切。

　②　**核酸関連化合物**（K値）　　K値は，水産物，畜産物の「生きのよさ」を判定するものである。死直後の新鮮な肉には核酸の構成成分であるヌクレオチドが多量に残存している。この残存量が多いほど鮮度がよいという理論に基づく。K値は大きいほど鮮度が悪いことを示す。ATP分解物の酵素発色反応を利用した簡易な検査法がある。

　　検査試料：魚介類，甲殻類，肉類など

　　試　　薬：各K値測定キット

　　検　査　法：各K値測定キット等の検査法に準じてK値を求める。

　　判定評価：きわめて鮮度良好：10％以下，さしみ・すし種用：20％以下，加工原料用：40〜60％，鮮度不良：60〜80％を目安とする。

　③　**コハク酸脱水素酵素活性**　　カキの腐敗・変敗（鮮度）を知る方法として，**呼吸系の酵素活性**を測定して，その鮮度を知ることができる。

　　検査試料：カキ

　　TTC試薬：TTC（トリフェニルテトラゾリウムクロリド）0.2 g，食塩2.0 gに蒸留水20mLを加え溶解したのち，1％水酸化ナトリウム溶液でpH 7に調整し，水で100mLにする（要冷蔵）。

　　検　査　法：えら部分を1 g切り取り，10mLのTTC試薬中に入れ，35〜37℃で30分間保温する。

　　判定評価：赤く染まったものを良好，薄いまたは無色のものを消費期限の目安とする。

　④　**水素イオン指数**（pH）　　各食品には固有のpH値がある。正常な食品と腐敗・変敗した食品のpHを比較することによってその目安を得ることができる。一般的に，たんぱく質を多く含むものは，腐敗するとpHが上昇し，炭水化物を多く含むものはpHが下がる。このことを応用したものである。

　　試薬・器具：pH試験紙 または pHメーター

　　検　査　法：正常な食品（対照）と腐敗・変敗した食品をそれぞれに10 gず

つ厚手のポリ袋に取り，それに蒸留水90mLを加えて（10倍希釈），押しつぶして均質にし試験溶液とする。そのpHをpH試験紙またはpHメーターで測定する。

　判定評価：対照品と検体のpH値を比較し，その差が大きいほど腐敗度が進んでいることを示す。苦い，しびれる，酸っぱい，すえている，生臭いなどの官能検査と併用して，腐敗・変敗を判定する。

　⑤　**酸価（AV）・過酸化物価（POV）**　　油脂は，酸素に触れて酸化され，酸化は酸素，光，熱，金属などによって促進され，粘度を増したり，においや味に影響を及ぼし，ときに下痢や嘔吐，腹痛などの健康被害をもたらす。AVおよびPOVについては，油脂で処理した即席めん類には食品衛生法上の成分規格が，油加工菓子には菓子指導要領（表2-3）があるが，生鮮食品には規制がない。

表2-3　油脂食品のAV・POVの成分規格および指導基準

AV・POV〔1)〕	：AV3以下またはPOV30以下（単独要求基準）
AV・POV〔2)〕	：AV3以下かつPOV30以下
AV・POV〔2)〕	：AV5以下またはPOV50以下（単独要求基準）

1）油脂で処理した即席めん　2）油加工菓子（油脂分10％以上含有）

　a．油脂のAV：油脂1gに含まれる遊離脂肪酸を中和するために必要な水酸化カリウムのmg数であるが，油脂の劣化と必ずしも一致しないことから判定法を省略した。油脂の変敗程度は酸化臭や収れん性，粘度の増加，泡立ち，褐変などの変化をもたらし，それらの官能検査によって推定も可能である。

　b．油脂のPOV：油脂1kgに含まれる過酸化物がヨウ化カリウムと反応したときに遊離されるヨウ素量のミリ当量数である。

　試　薬：POV試験紙ほか

　検　査　法：POV試験紙の先端に油脂1〜2滴を滴下し，2分間放置後，水に浸し発色させ，その青色の濃度をPOV表で比色し，判定する。また，官能検査は鋭敏で推定が可能である。油脂の酸敗臭，異味が感じられるものは，POVが30を超えるものとみなしてよい。

2）微生物学的判定法

　微生物には有用菌や無作用菌もあり，一概に菌数の多少で腐敗（鮮度）を測

ることはできないが，一般に食品製造などに用いる目的以外のいわゆる雑菌の数が多ければ非衛生的で，腐敗も進行していると考えてよい。

① **一般細菌数（生菌数）**　食品中の一般的な35〜37℃で発育する中温性微生物の汚染状況を示す指標で，病原細菌の多くがこれに属し，食品の安全性，保存状態，衛生的な取り扱いや腐敗の進行を評価するためによく用いられる。

簡易培地：スタンプ寒天培地や乾式培地ほか

検 査 法：食品25gを取り，225mLの滅菌希釈水（リン酸緩衝液）を加え，ストマッカーでつぶして均質にしたのち，その1mLを取り，希釈水9mL（10倍希釈）で，段階希釈（予想される菌数に応じて，希釈したものをさらに希釈する）して試験溶液とする。その1mLを簡易培地に分注したのち，ふたを閉じ倒置して35±1℃のふ卵器中で48時間培養する。

細 菌 数：培養後，発育したコロニー数を裏面でカウントし，希釈した倍数を乗じて検体1g中の一般細菌数（生菌数）とする。

判定評価：表2－4を参照。一般的に菌数が少なければ適切な取り扱いがされていることを意味する。

② **大腸菌群数**　衛生管理上の指標として用いられている。食品中におけ

表2－4　食品別衛生基準目安表　（＊成分規格）

対 象 食 品	細 菌 数	大腸菌群	大 腸 菌
す し 種 ・ 刺 身	100万/g	3,000/g	陰性
す し 弁 当	10万/g	1,000/g	陰性
加熱済そうざい類・弁当類	10万/g	1,000/g	陰性
サラダ等未加熱そうざい	100万/g	3,000/g	陰性
調 理 パ ン	100万/g	1,000/g	陰性
洋 生 菓 子	10万/g	100/g	陰性
和 生 菓 子	50万/g	1,000/g	陰性
ゆ で め ん 類	10万/g	100/g	陰性
豆 腐	50万/g	300/g	陰性
ア イ ス ク リ ー ム 類	＊10万/g	＊陰性	陰性
未 殺 菌 液 卵	＊100万/g	100/g	―
生 食 用 食 肉 （牛肉）	―	＊陰性（腸内細菌科菌群）	―
そ の 他 生 食 用 食 肉	―	―	＊陰性

（東京都指導基準・特別区指導基準などより）

る大腸菌群の存在は食中毒菌などを対象とする加熱殺菌の不良あるいは不潔な取り扱いによる二次汚染を示唆する。大腸菌群は広く自然界に分布するため，糞便汚染を示す大腸菌の検査が並行してよく行われる。

　　簡易培地：スタンプ寒天培地や乾式培地ほか

　　検 査 法：一般細菌数の項に同じ。ただし，35℃で24時間培養する。

　　細 菌 数：培養後，裏側の赤色コロニーを大腸菌群，青色コロニーを大腸菌とし，両者の合計を大腸菌群の測定数とし，希釈した倍数を乗じて検体 1 g 中の大腸菌群数とする。

　　判定評価：表 2 − 4 を参照。

　③　かび・酵母（真菌）　　食品に発生する真菌は通常かびおよび酵母のことをいう。これは肉眼的に観察される。酸性下および低温でよく発育し，砂糖漬け，塩漬けにもよく耐える。ここでは，同定は熟練を要するため省略した。真菌数の簡易な計測法を示す。

　　簡易培地：スタンプ寒天培地や乾式培地ほか

　　検 査 法：一般細菌数の項に同じ。ただし20〜25℃で 5 〜 7 日間培養する。

　　真 菌 数：培養後，青色またはクリーム色で輪郭のはっきりしたコロニーを酵母，綿状の着色コロニーをかびとし，両者を計測し合わせて，希釈した倍数を乗じて検体 1 g 中の真菌数とする。

　　判定評価：評価基準は現在のところない。加工食品では多くが1,000/g個以下であるが，特定のかびが多く検出された場合は，製造や流通時に事故があったものとして注意する。食品原料は真菌の種類および数が多く検出される。

　　また，かびなどによる食品苦情は多い。包装食品のピンホールからの混入，清涼飲料水やジュース類などにも水性のかびや酵母の混入が見受けられる。

（3）腐敗・変敗の防止法

　食品の保存は，栄養価の保持，衛生の保持，広域流通などの観点からきわめて重要な事項である。とくに，わが国の高温多湿の気候は食品の腐敗・変敗に適しており，食中毒ともかかわり，食品衛生学的な対策が必要である。

〔微生物学的腐敗・変敗の防止〕

食品の腐敗は微生物の増殖にかかわり，その増殖には**温度，水分，栄養素**の3条件と**時間**が必要である。また，pHや**酸素**の有無などもかかわっている。それらの条件の1つを制御することにより，微生物の増殖を防ぐことができる。

1）加熱（温度）

煮沸，蒸気，焙煎，焼く，電子レンジ，圧力釜などの一般的加熱で，食品中の微生物を殺菌する。この場合，枯草菌などのバチルス属やクロストリジウムに属する細菌がつくる芽胞は耐熱性で，100℃では死滅しないので，増殖させないよう冷蔵が必要である。また，55℃以上の保温で一時的な保管もできる。

一般的な100℃以下の加熱は菌数を減少させ，保存時間を延長させることができる。缶詰，びん詰食品などのように，中心温度120℃4分以上の圧力を加えた加熱では，ほとんどの微生物は死滅し，密封容器では長期の保存に耐える。

① **68.3℃・15秒**：ミートパテの中心温度（米国のFDA製造基準）

② **75℃・1分以上**：加工食品の中心温度（厚生労働省のO157対策指導基準）

③ **85～90℃・90秒以上**：ノロウイルスの不活化

④ **121℃・15～20分**：すべての微生物を殺滅

2）冷蔵・冷凍

冷　蔵：微生物を発育温度で分けると，高温細菌，中温細菌，低温細菌に分類され，一部のボツリヌス菌やリステリア，エルシニアなどの低温細菌は冷蔵庫内でも活発に発育する。いずれも保管温度を低くするほど微生物の活動が鈍くなり，増殖が停止したり低下する。食品の保存は一般的に**5℃以下**の冷蔵が推奨されている（食品衛生法に基づく保存基準は10℃以下，一部4℃以下）。

冷　凍：食品を新鮮な状態で長期に保存する方法として優れている。冷凍によって，細菌の一部は死滅するが，多くが生き残っていることに注意しておく必要がある。また，凍結温度が低いほど生き残る割合は高い。そして，解凍後には微生物の繁殖が再開される。また，冷凍はたんぱく質を変性し，保水力を低下させ，マグロなど冷凍食品の解凍後にドリップが浸出する。

3）水分活性（*Aw*）の調整（塩蔵，糖蔵など）

食品の腐敗は微生物によるものであるが，食品中で微生物が利用できる遊離水（自由水）の割合に左右される。乾燥食品は結合水の割合が多く自由水が少ないため，食品の水蒸気圧は下がり，*Aw*は低い。鮮魚や生鮮野菜のように*Aw*値の高いものは腐敗・変敗しやすい。食品中の微生物を増殖させない方法として知られている冷凍，乾燥，塩漬け，シロップ漬けなどは*Aw*を低下調整するもので，いずれも食品中の水分の活性度に依存している。食品の水分（％）と*Aw*の関係ならびに塩と砂糖濃度の影響を表2−5，表2−6に示した。

表2−5　食品の水分活性（Aw）

食　品	水分(%)	Aw
野　　菜	90以上	0.98
果　　実	87〜89	0.98
鮮魚介類	70〜85	0.97
食　肉　類	70以上	0.97
アジの開き	約68	0.96
ハ　　ム	56〜65	0.89〜0.935
塩　　鮭	約60	0.89
サ ラ ミ	約30	0.87〜0.91
ジ ャ ム 類	約30	0.75〜0.80
み　　そ	40〜50	0.69〜0.80
は ち み つ	約16	0.75

（横関源延　昭和45年度日本水産学会春季大会発表　1970　および　春田三佐夫　実務食品衛生　p.42　中央法規　1987）

表2−6　塩，砂糖濃度と水分活性（Aw）

塩(%)	Aw	砂糖(%)	Aw
0.9	0.995	8.5	0.995
1.7	0.99	15.4	0.99
3.5	0.98	26.1	0.98
7.0	0.96	37.1	0.96
10.0	0.94	48.2	0.94
16.0	0.90	58.4	0.90
22.0	0.86	67.2	0.85

（The Science of Meat Product　1960）

$$Aw = \frac{食品の水蒸気圧(P)}{純水の水蒸気圧(Po)}$$

*Aw*は密閉容器においてPとその温度におけるPoの比で（0.000≦1.000）の範囲で示される。

〔理化学的変質・変敗の防止〕

1）ガス置換（窒素，二酸化炭素）

水分を含むレトルト食品，酒，肉類などやバター，マーガリン，即席めん類，ピーナッツなどの油脂系食品では，用途に合った金属箔や各種プラスチックを積層したフィルム（ラミネート・フィルム）などバリアー性の高い包装材を用いて窒素や二酸化炭素を充填したり真空包装によって好気性の細菌やかびなどの増殖を防ぎ，同時に光や空気中の酸素などを遮断し，食品の油脂の酸化を防止

表2－7　理化学的変質・変敗の防止

| 紫外線の遮へい：遮へいフィルム*，冷暗所 |
| 酸　素　の　除　去：窒素や炭酸ガスの充填，脱酸素剤，真空包装* |
| 低　温　保　管：冷蔵，冷凍 |
| 凍　結　変　性　防　止：急速凍結，界面活性剤，糖類 |
| 酸化防止，褐変防止：添加物（抗酸化剤），真空包装* |
| 乾燥防止，湿気防止：添加物（品質保持剤），乾燥剤 |
| ＊食品の包装材として，各用途に応じたラミネート・フィルムを用いて変質・変敗の環境を物理的に遮断する。 |

する。理化学的変質・変敗の防止方法を表2－7に示す。

（4）官能試験（魚，肉などの簡単な鮮度判定）

　色調，異味，異臭，膨張，軟化，ネトなどの異常について，五感で官能的に変化をとらえることによって総合的に食品の腐敗・変敗の進行度合い（鮮度）を簡便に敏感に感知できるが，個人差がある。

　鮮度のよさを示す目安を表2－8に掲げた。

表2－8　食品の鮮度のよさの目安

食　　品	官能試験による鮮度良好の目安
魚・体表面	色調が明瞭，光沢があり，丸くはりがあるなど。
目	透明感，血走らず白濁がないなど。
え　ら	鮮紅色で黒ずみがなく退色していない，かたくしっかりしている，ネトや異臭がない，生臭さが強くないなど。
切り身	皮や血合い肉の色調が明瞭，肉にはり，特有の甘味など。
貝・むき身	色調が鮮明，弾力があり，異臭がない，ドリップが清澄など。
殻つき	異臭や腐臭がない，乾いていない，触れると口が閉じる。
肉　・　牛	黒ずみ退色がない，特有のにおい，および甘味がある。
豚	退色がない，異臭がない，身がしっかりしているなど。
鶏	ネトがなく異臭がない，身がしっかりしているなど。
野　　菜	みずみずしい，しおれて黄ばんでいない，傷がないなど。
果　　物	傷がなく正常な形で変色していない，未熟や過熟でない，果肉がぼけていない，かびていないなど。

（東京都中央卸売市場調査の結果）

3 食 中 毒

★ 概要とねらい

　食中毒とは「食品，食品添加物，食品に使用する器具や容器包装などによって起こる比較的急性の胃腸炎症状（下痢，腹痛，嘔吐，吐き気など）を主とする健康障害」のことをいう。ただし，ボツリヌス菌やフグによる中毒のように胃腸炎以外の症状を呈するものもある。従来，経口感染症は食中毒として取り扱わなかった。しかし，「感染症の予防及び感染症の患者に対する医療に関する法律（感染症法）」をふまえ，三類感染症に分類されたコレラ，細菌性赤痢，腸管出血性大腸菌感染症，腸チフス，パラチフスAの5菌種についても，飲食が原因で発生したものは食中毒として扱うこととなった（1999（平成11）年12月）。

　その後，ヒラメや馬肉などの生食により数時間後に一過性の嘔吐や下痢を起こす原因がクドアやサルコシスティスなどの寄生虫によることが判明し，2013（平成25）年から食中毒病因物質に追加された。

　食品を介しての健康障害でも，栄養障害，食品中の異物によるものは食中毒に含めない。

　本章では食中毒の種類とその特徴を理解する。とくに，発生件数，患者数ともに多い細菌やウイルスによる食中毒については，食中毒菌・ウイルスの性質，それぞれの微生物と原因食品との関係などを理解する。食品の安全性という観点からは，危害要因を削減し，リスクを許容範囲に抑制する対策が最も重要であり，フードスペシャリストとして正しい知識を身につけることが大切である。

1. 食中毒の分類と発生状況

(1) 食中毒の分類

　食中毒は図3-1に示すように，その原因物質により細菌性食中毒，ウイルス性食中毒，寄生虫による食中毒，化学性食中毒，自然毒食中毒に大別される。細菌性食中毒とウイルス性食中毒を微生物性食中毒ということができる。

　細菌性食中毒はその発生機序から感染型，毒素型，生体内毒素型（中間型）に分けられる。図3-1では「感染症の予防及び感染症の患者に対する医療に関する法律（感染症法）」に基づく三類感染症と区別した。**ウイルス性食中毒**はノロウイルスなどによるものをいう。**化学性食中毒**は化学物質や重金属などにより発生する。**自然毒食中毒**はフグなど動物性食品に含まれる動物性自然毒と

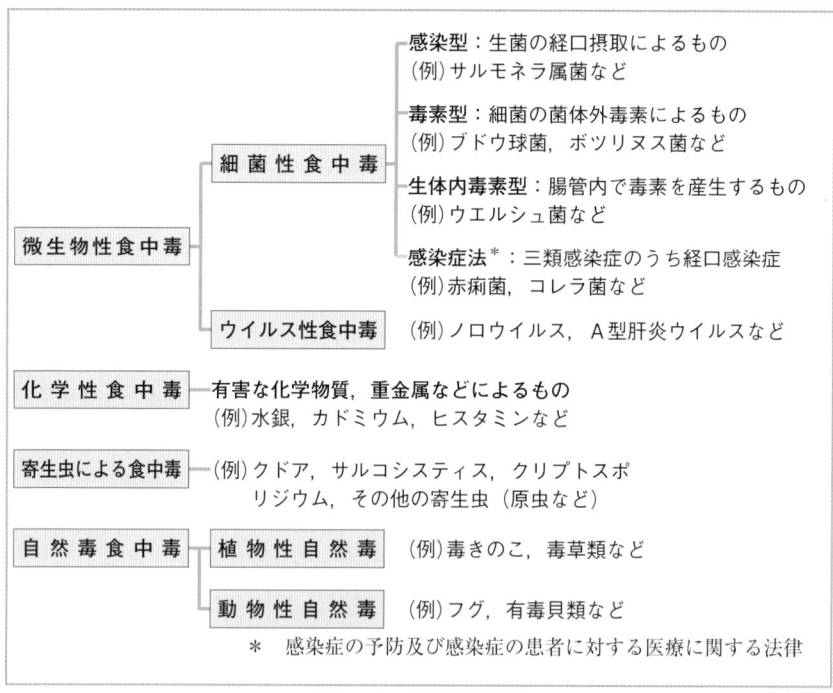

図3-1　食中毒の分類

毒きのこなど植物性食品に含まれる植物性自然毒に分類される。そして2013（平成25）年から食中毒統計に病因物質として寄生虫の項目が追加された。

（2）食中毒の発生状況

　食中毒患者を診察した医師は保健所長に，保健所長は都道府県知事等へ，知事等は厚生労働大臣に届出をすることとなっている。厚生労働省はこれをまとめ，食中毒統計として公表している。1997（平成9）年後半より特定の自治体から患者数1人の食中毒事件の散発例が多く報告されるようになった。このことから1997（平成9）年の食中毒統計からは散発例の解析を行うために，患者数2人以上の事例と患者数1人の事例を分けて食中毒統計を集計することとなった（表3－1）。患者数1人の事例を分ける集計は，近年行われていないが参考として示した。症状が軽い食中毒は医療機関に行かない例などが多数あるので，実際の食中毒発生件数や患者数は統計よりはるかに多いと推定される。

表3－1　年次別・患者規模別食中毒発生状況

年　次（年）	総件数（患者数）	うち患者数1人の件数
1980（昭和55）	1,001（32,737）	107（10.7%）
1985（昭和60）	1,177（44,102）	109（ 9.3%）
1989（平成元）	927（36,479）	72（ 7.8%）
1997（平成9）	1,960（39,989）	836（42.7%）
2003（平成15）	1,585（29,355）	627（39.6%）
2008（平成20）	1,369（24,303）	314（22.9%）
2011（平成23）	1,062（21,616）	161（15.2%）
2014（平成26）	976（19,355）	189（19.4%）
2019（令和元）	1,061（13,018）	372（35.1%）

（厚生労働省資料より　＊令和元年は，平成31年1～4月と令和元年5～12月の集計）

1）年次別発生状況

　1954（昭和29）年から2018（平成30）年までの食中毒発生状況を5年間平均として表3－2に示した。事件数は昭和30年代には年間2,000件程度であったが，その後減少している。しかし，1996（平成8）年以降は再び1,000件以上の発生と増加傾向にある。患者数においては，昭和30年代から現在にいたるまで年間

表 3 - 2　年次別発生状況—5年平均—〔1954～2018(昭和29～平成30)年〕

年　次　(年)	事　件　数	患　者　数	死　者　数	1事件当たりの患者数
1954～1958　(昭和29～33)	1,984.6	33,955.8	363.0	16.7
1959～1963　(昭和34～38)	2,172.4	41,404.8	221.0	19.1
1964～1968　(昭和39～43)	1,460.6	34,932.2	123.2	24.5
1969～1973　(昭和44～48)	1,243.4	37,338.2	53.4	29.9
1974～1978　(昭和49～53)	1,272.6	31,186.2	39.2	24.4
1979～1983　(昭和54～58)	1,059.0	33,096.8	16.6	31.6
1984～1988　(昭和59～63)	937.4	35,909.8	10.6	39.2
1989～1993　(平成元～5)	748.2	33,855.4	7.4	46.2
1994～1998　(平成6～10)	1,543.2	38,911.0	7.8	30.9
1999～2003　(平成11～15)	2,060.6	32,273.4	7.8	15.8
2004～2008　(平成16～20)	1,472.0	30,400.0	5.8	20.9
2009～2013　(平成21～25)	1,079.0	23,067.6	4.6	21.4
2014～2018　(平成26～30)	1,132.2	19,214.2	5.6	17.1

(厚生労働省資料より)

20,000～40,000人である。死者数は徐々に減少し，5年間の平均では近年は10人以下となっている。2009（平成21）年と2010（平成22）年は死者数が0であった。しかし，2011（平成23）年と2012（平成24）年は死者数11名となった。1事件当たりの患者数は昭和40年代以降，増加傾向にあった。このことは，たとえば仕出し屋，旅館などで多数の人が同じ食品を食べる機会が増えたためと考えられていた。しかし，前述のように1997（平成9）年以降は患者数1人の事例が増加しており，1事件当たりの患者数は減少している。1事件当たりの患者数は，1999（平成11）年からの5年間の平均で16人程度，2004（平成16）年以降の5年間と2009（平成21）年以降の5年間の平均では20人強，2014（平成26）年以降の5年間の平均では20人を下回っている。

2）季節別発生状況

月別食中毒発生状況は2000（平成12）年頃までは，7月～9月で事件数，患者数ともに50～60％を占めていた。これは食中毒において，細菌によるものが大部分を占め，高温多湿の時期に細菌が最も増殖しやすいことと一致する。しか

し，近年多発しているノロウイルスによる食中毒は冬期に多く発生する。植物性自然毒による中毒は野生きのこの発生時期の9～10月が発生のピークとなる。動物性自然毒や化学物質による食中毒には季節性は認められない。

3）原因食品別発生状況

2016～2020（平成28～令和2）年の5年間（表3－3）において，食中毒の原因食品・食事の判明したものは件数の81～89％，患者数では92～98％であった。また件数，患者数ともに魚介類，肉類およびその加工品，野菜およびその加工品，複合調理食品（弁当類，調理パン，惣菜類など）によるものが多い。

4）病因物質別発生状況

過去5年間の病因物質別食中毒の発生状況を表3－4に示した。この5年間において病因物質の判明した件数の割合は97～98％，そのうち細菌によるものは31～46％，自然毒によるものは5～10％であった。患者数では96～98％の病因物質が判明しており，細菌によるものが37～68％である。細菌性食中毒のうち，件数ではカンピロバクターが最も多く，患者数はカンピロバクターのほかサルモネラ属菌，ウエルシュ菌，病原大腸菌が多く，腸炎ビブリオは減少している。全体では細菌性食中毒が減り，ウイルスによるものが増加している。

ノロウイルスによる食中毒の患者数は2016～2020（平成28～令和2）年の5年間で，2016（平成28）年は10,000人を超えているが，2017（平成29）年以降は10,000人以下となっている。ノロウイルス食中毒の原因食品は，かつては二枚貝，とくにカキであった。しかし，近年はノロウイルスに感染した調理人が感染源となっている例が多くなっている。

寄生虫は2016～2020（平成28～令和2）年の事件数で13～45％，患者数で2.0～4.2％であり，クドアおよびアニサキスが多くを占めている。

5）原因施設別発生状況

原因施設別食中毒発生状況の過去5年間（表3－5）において，原因施設が判明した件数の割合は78～92％で，患者数は97％前後である。事件数の多い上位3施設は飲食店，家庭，旅館である。患者数は飲食店が最も多く，仕出し屋，旅館が2，3位を占めている。

表 3 - 3　原因食品別食中毒発生状況　〔2016〜2020（平成28〜令和 2 ）年〕

		2016（平成28）年			2017（平成29）年			2018（平成30）年			2019（令和元）年			2020（令和 2 ）年		
		事件数	患者数	死者数	事件数	患者数	死者数	事件数	患者数	死者数	事件数	患者数	死者数	事件数	患者数	死者数
総　　　　　　　　　数		1,139	20,252	14	1,014	16,464	3	1,330	17,282	3	1,061	13,018	4	887	14,613	3
原因食品・食事判明		1,009	18,734	14	871	15,241	3	1,119	15,867	3	909	12,495	4	716	14,285	3
魚介類	総　　数	173	1,112	−	196	469	−	414	1,209	−	273	829	1	299	711	1
	貝　　類	36	358	−	7	68	−	28	301	−	16	133	−	16	50	−
	ふ　ぐ	17	31	−	19	22	−	14	19	−	15	18	1	20	26	1
	そ の 他	120	723	−	170	379	−	372	889	−	242	678	−	263	635	−
魚介類加工品	総　　数	19	227	−	12	67	−	26	420	−	10	90	−	13	69	−
	魚肉練り製品	1	65	−	−	−	−	−	−	−	1	47	−	−	−	−
	そ の 他	18	162	−	12	67	−	26	420	−	9	43	−	13	69	−
肉類およびその加工品		80	1,067	−	61	638	−	65	451	−	58	826	−	28	682	−
卵類およびその加工品		3	106	−	2	4	−	1	39	−	−	−	−	2	107	−
乳類およびその加工品		−	−	−	−	−	−	3	38	−	−	−	−	−	−	−
穀類およびその加工品		11	368	−	5	113	−	7	214	−	3	59	−	−	−	−
野菜およびその加工品	総　　数	70	619	11	27	295	−	34	216	1	46	259	2	43	161	1
	豆　　類	−	−	−	1	17	−	−	−	−	1	28	−	−	−	−
	きのこ類	42	110	−	16	44	−	21	43	1	26	52	−	27	71	1
	そ の 他	28	509	11	10	234	−	13	173	−	19	179	2	16	90	−
菓　　子　　類		3	27	−	5	182	−	4	72	−	6	536	−	2	63	−
複 合 調 理 食 品		84	2,506	−	51	1,546	−	77	2,124	−	53	1,168	−	45	4,403	−
その他	総　　数	566	12,702	3	512	11,927	3	488	11,084	2	460	8,728	1	284	8,089	1
	食品特定	28	952	3	33	2,416	2	23	443	2	22	223	−	13	39	1
	食事特定	538	11,750	−	479	9,511	1	465	10,641	−	438	8,505	1	271	8,050	−
不　　　　　　　　　明		130	1,518	−	143	1,223	−	211	1,415	−	152	523	−	171	328	−

（厚生労働省資料より）

表 3-4 病因物質別食中毒発生状況 〔2016～2020（平成28～令和2）年〕

	2016（平成28）年 事件数	患者数	死者数	2017（平成29）年 事件数	患者数	死者数	2018（平成30）年 事件数	患者数	死者数	2019（令和元）年 事件数	患者数	死者数	2020（令和2）年 事件数	患者数	死者数
総　　　　　　　　　　　数	1,139	20,252	14	1,014	16,464	3	1,330	17,282	3	1,061	13,018	4	887	14,613	3
病　因　物　質　判　明	1,112	19,930	14	985	15,865	3	1,306	16,665	3	1,044	12,742	4	872	14,262	3
細菌　総　　　　　　　　　数	480	7,483	10	449	6,621	2	467	6,633	−	385	4,739	−	273	9,632	−
サ ル モ ネ ラ 属 菌	31	704	−	35	1,183	−	18	640	−	21	476	−	33	861	−
ブ ド ウ 球 菌	36	698	−	22	336	−	26	405	−	23	393	−	21	260	−
ボ ツ リ ヌ ス 菌	−	−	−	1	1	1	−	−	−	−	−	−	1	3	−
腸 炎 ビ ブ リ オ	12	240	−	7	97	−	22	222	−	−	−	−	1	3	−
腸管出血性大腸菌（VT産生）	14	252	10	17	168	1	32	456	−	20	165	−	5	30	−
その他の病原大腸菌	6	569	−	11	1,046	−	8	404	−	7	373	−	6	6,284	−
ウ エ ル シ ュ 菌	31	1,411	−	27	1,220	−	32	2,319	−	22	1,166	−	23	1,288	−
セ レ ウ ス 菌	9	125	−	5	38	−	8	86	−	6	229	−	1	4	−
エルシニア・エンテロコリチカ	1	72	−	1	7	−	1	7	−	−	−	−	−	−	−
カンピロバクター・ジェジュニ／コリ	339	3,272	−	320	2,315	−	319	1,995	−	286	1,937	−	182	901	−
ナ グ ビ ブ リ オ	−	−	−	−	−	−	−	−	−	−	−	−	−	−	−
コ レ ラ 菌	−	−	−	−	−	−	−	−	−	−	−	−	−	−	−
赤 痢 菌	−	−	−	−	−	−	1	99	−	−	−	−	−	−	−
チ フ ス 菌	−	−	−	−	−	−	−	−	−	−	−	−	−	−	−
パ ラ チ フ ス A 菌	−	−	−	−	−	−	−	−	−	−	−	−	−	−	−
そ の 他 の 細 菌	1	140	−	3	210	−	−	−	−	−	−	−	1	1	−
ウイルス　総　　　　　　数	356	11,426	−	221	8,555	−	265	8,876	−	218	7,031	1	101	3,701	−
ノ ロ ウ イ ル ス	354	11,397	−	214	8,496	−	256	8,475	−	212	6,889	1	99	3,660	−
そ の 他 の ウ イ ル ス	2	29	−	7	59	−	9	401	−	6	142	−	2	41	−
寄生虫　総　　　　　　　数	147	406	−	242	368	−	487	647	−	347	534	−	395	484	−
ク ド ア	22	259	−	12	126	−	14	155	−	17	188	−	9	88	−
サ ル コ シ ス テ ィ ス	−	−	−	−	−	−	1	8	−	−	−	−	−	−	−
ア ニ サ キ ス	124	126	−	230	242	−	468	478	−	328	336	−	386	396	−
そ の 他 の 寄 生 虫	1	21	−	−	−	−	4	6	−	2	10	−	−	−	−
化学物質	17	297	−	9	76	−	23	361	−	9	229	−	16	234	−
自然毒　総　　　　　　　数	109	302	4	60	176	1	61	133	3	81	172	3	84	192	3
植 物 性 自 然 毒	77	229	4	34	134	1	36	99	3	53	134	2	49	127	2
動 物 性 自 然 毒	32	73	−	26	42	−	25	34	−	28	38	−	35	65	1
そ の 他	3	16	−	4	69	−	3	15	−	4	37	−	3	19	−
不　　　　　　　　　　　明	27	322	−	29	599	−	24	617	−	17	276	−	15	351	−

（厚生労働省資料より）

表3－5　原因施設別食中毒発生状況〔2016～2020（平成28～令和2）年〕

				2016(平成28)年			2017(平成29)年			2018(平成30)年			2019(令和元)年			2020(令和2)年		
				事件数	患者数	死者数	事件数	患者数	死者数	事件数	患者数	死者数	事件数	患者数	死者数	事件数	患者数	死者数
総			数	1,139	20,252	14	1,014	16,464	3	1,330	17,282	3	1,061	13,018	4	887	14,613	3
原　因　施　設　判　明				1,051	19,586	14	897	15,942	3	1,142	16,803	3	899	12,626	4	687	14,171	3
家	庭			118	234	4	100	179	2	163	224	3	151	314	3	166	244	3
事　業　場	総		数	52	2,002	10	23	623	－	40	1,959	－	33	865	－	31	984	－
	給食施設	事　業　所　等		15	974	－	10	284	－	8	851	－	10	286	－	8	306	－
		保　育　所		8	210	－	4	157	－	9	466	－	7	179	－	7	258	－
		老人ホーム		20	618	10	6	139	－	12	398	－	10	307	－	13	282	－
	寄　宿　舎			4	49	－	－	－	－	1	33	－	3	47	－	－	－	－
	そ　の　他			5	151	－	3	43	－	10	211	－	3	46	－	3	138	－
学　校	総		数	19	845	－	28	2,675	－	21	1,075	－	8	228	－	12	331	－
	給食施設	単独調理場	幼　稚　園	1	27	－	－	－	－	1	36	－	－	－	－	1	19	－
			小　学　校	1	7	－	3	139	－	3	422	－	－	－	－	2	117	－
			中　学　校	－	－	－	－	－	－	1	56	－	－	－	－	1	8	－
			そ　の　他	3	355	－	1	44	－	1	24	－	1	76	－	－	－	－
		共同調理場		1	145	－	3	1,849	－	1	157	－	1	67	－	－	－	－
		そ　の　他		2	77	－	1	47	－									
	寄　宿　舎			1	10	－	6	244	－	2	47	－	－	－	－	5	131	－
	そ　の　他			10	224	－	14	352	－	12	333	－	6	85	－	3	56	－
病　院	総		数	5	340	－	6	332	－	5	103	－	4	211	－	4	81	－
	給食施設			5	340	－	6	332	－	4	90	－	4	211	－	4	81	－
	寄　宿　舎			－	－	－	－	－	－	－	－	－						
	そ　の　他			－	－	－	－	－	－	1	13	－						
旅　館				50	2,750	－	39	1,852	－	31	1,266	－	29	1,719	－	11	508	－
飲　食　店				713	11,135	－	598	8,007	1	722	8,580	－	580	7,288	－	375	6,955	－
販　売　店				31	146	－	48	85	－	106	173	－	50	61	－	49	90	－
製　造　所				6	160	－	8	164	－	11	345	－	13	871	－	7	631	－
仕　出　し　屋				40	1,523	－	38	1,605	－	30	2,682	－	19	868	1	26	4,310	－
採　取　場　所				1	2	－	1	43	－	3	3	－	1	2	－	－	－	－
そ　の　他				16	449	－	8	377	－	10	393	－	11	199	－	6	37	－
不			明	88	666	－	117	522	－	188	479	－	162	392	－	200	442	－

（厚生労働省資料より）

2. 微生物性食中毒

わが国では，過去の疫学的データや国際的整合性を考慮して，表3-6に示したような微生物，寄生虫（原虫を含む）を行政上の食中毒病因物質として扱っている。これらのうち，コレラ菌，赤痢菌，腸管出血性大腸菌，チフス菌，パラチフスA菌の5菌種の微生物は，感染症法において三類感染症，ボツリヌス菌，A型肝炎ウイルスは四類感染症に位置づけられている。以下に，主な食中毒病因物質について疫学的特性や予防対策などを示す。

表3-6　わが国の行政上，食中毒病因物質として扱う微生物，寄生虫

食中毒細菌	サルモネラ属菌，ブドウ球菌，ボツリヌス菌，腸炎ビブリオ，腸管出血性大腸菌，その他の病原大腸菌，ウエルシュ菌，セレウス菌，エルシニア・エンテロコリチカ，カンピロバクター・ジェジュニ／コリ，ナグビブリオ，コレラ菌，赤痢菌，チフス菌，パラチフスA菌，その他の細菌（エロモナス・ヒドロフィラ／ソブリア，プレシオモナス・シゲロイデス，ビブリオ・フルビアリス，リステリア・モノサイトゲネスなど）
ウイルス	ノロウイルス，その他のウイルス（サッポロウイルス，ロタウイルス，A型肝炎ウイルス，E型肝炎ウイルスなど）
寄　生　虫	クドア（クドア・セプテンプンクタータ），サルコシスティス（サルコシスティス・フェアリー），アニサキス（アニサキス属およびシュードテラノーバ属の線虫），その他の寄生虫（クリプトスポリジウム，サイクロスポラ，肺吸虫，旋尾虫，条虫など）

（厚生労働省：食中毒統計作成要領より）

（1）サルモネラ（*Salmonella*）属菌

1）概　　要

腸内細菌科に属し，O抗原とH抗原の組み合わせにより血清学的に2,500種類以上に分類される。発育温度域は5.2〜46.2℃（大部分は7℃以下の食品中で増殖不能），乾燥には比較的強い。チフス菌，パラチフスA菌も含まれるが，本項ではヒトに急性胃腸炎を起こす非チフス型サルモネラ属菌について述べる。

サルモネラ属菌はヒトや動物の腸管内に病原菌または常在菌として存在し，これらとの関連で，水，土壌，昆虫など自然界にも広く分布している。国際的

に食品衛生上の最重要菌種の一つで，わが国においても，カンピロバクターや腸炎ビブリオとともに代表的な細菌性食中毒の原因菌である。食肉や卵などの畜産食品との結びつきが強く，とくに1980年代後半から鶏卵関連食品を原因とした*S.* Enteritidis（ゲルトネル菌，腸炎菌）による食中毒が急増し，サルモネラ食中毒の半数以上を占める。また，最近では，主に牛が保菌していると考えられる*S.* Typhimurium（ネズミチフス菌）ファージ型DT104などの多剤耐性菌による食品汚染が注目されている。感染菌量は一般的に10^5〜10^6個といわれるが，年齢・健康，菌株により異なり，*S.* Enteritidisでは15〜20個ときわめて少量での発症も知られている。

2）症　　状

潜伏期間は6〜48時間で，悪心，嘔吐，次いで腹痛，下痢，発熱を示し，頭痛，脱水なども一般的である。発症期間は1〜4日間であるが，3か月経過後も排菌が認められることがある。通常，健康な成人は，その症状が胃腸炎にとどまるが，小児や高齢者では重篤になることがあり，死亡例もみられる。

3）原因食品

食肉，乳，卵などの畜産食品を中心に，ウナギなどの淡水産の魚類，有機野菜，ケーキ類など広範囲の食品がサルモネラ食中毒の原因食品として報告されている。なかでも，鶏卵を原材料とした*S.* Enteritidis食中毒の発生が多く，マヨネーズ，洋生菓子，アイスクリーム，卵焼き，オムレツなどさまざまな食品が原因になっている。

4）予防対策

通常，食品のサルモネラ汚染は糞便による直接あるいは間接の汚染であり，不適切な衛生管理により，食品は常に汚染される危険性がある。しかし，食肉や生乳が汚染されたとしても，わが国の製造基準に規定された加熱条件（63℃で30分間またはこれと同等以上）で完全に殺菌でき，加熱後の製品が汚染された場合も冷蔵（可能な限り4℃以下）することにより増殖を効果的に抑制できる。

一方，厚生労働省では鶏卵を原因とした*S.* Enteritidis食中毒の発生防止を目的として鶏卵の表示基準および液卵の規格基準を規定し，鶏卵の安全性確保に

は農場，製造加工場，流通，消費までの一貫した対策の必要性を明示した。すなわち，殻つき卵を生食用と加工用に分け，生食用殻つき卵は10℃以下で保存する旨の表示を義務づけた。また，液卵については保存温度を8℃以下と規定し，殺菌液卵はサルモネラ陰性/25g，未殺菌液卵は生菌数10^6/g以下とした。さらに，鶏卵を使用して食品を製造加工または調理する場合，生食用の正常卵を除き，その工程中において70℃で1分間以上の加熱殺菌を義務づけた。

5）事 件 例

サルモネラ食中毒は集団例になることが多く，鶏卵によるS. Enteritidis食中毒発生要因の多くは，鶏卵自体に菌が存在，調理時の汚染および加熱不足による菌の生残とその後の温度管理不良による菌の増殖である。その典型的例を以下に示す。

日替わり昼食弁当を喫食した885名中558名が下痢，腹痛，発熱，悪寒，頭痛，吐き気などの症状を示し，患者の潜伏時間は4〜125時間，平均32時間で，下痢は水様便がほとんどで，激しい症状のために12名が入院した。調査の結果，S. Enteritidisが患者便，および食材に使用した冷凍食品「玉子巾着」とこれの調理品から検出された。調理員が玉子巾着の表示を確認しなかったため，巾着内の卵がゆで卵であると誤認して十分な加熱を行わなかったこと，さらに調理を大釜で行い，そのまま一晩室温放置したために加熱不足により生残した菌が増殖し，提供時の再加熱も行われなかったことが原因であった。

（2）腸管出血性大腸菌

1）概　　要

ヒトや動物の腸管内に常在する大腸菌のうち，急性の下痢症を起こす一群を**下痢原性大腸菌**あるいは**病原大腸菌**と称し，菌の病原因子と発症機序により6つのカテゴリーに分類される。これらのうち，三類感染症に位置づけられている**腸管出血性大腸菌**（EHEC：Enterohaemorrhagic *Escherichia coli*）に属する一群は，飲食物媒介以外にヒトからヒトへの二次感染があり，医師からの全例届出が必要である。本項では腸管出血性大腸菌について述べ，他のカテゴリーの下痢原性大腸菌については表3−7に一括して示した。

表 3 - 7　腸管出血性大腸菌以外の下痢原性大腸菌の疫学的特性

	腸管毒素原性大腸菌 (ETEC)	腸管病原性大腸菌 (EPEC)	腸管侵入性大腸菌 (EIEC)	腸管凝集接着性大腸菌 (EAEC)	分散接着性大腸菌 (DAEC)
発症の特徴	エンテロトキシン産生，コレラ様下痢	毒素産生・細胞侵入性なし，HEp-2細胞に限局型接着	腸粘膜細胞内に侵入して赤痢様大腸炎を起こす	HEp-2細胞に凝集型接着，毒素産生なし	HEp-2細胞に分散型接着
症　　状	水様性下痢，腹痛，低い発熱，吐き気，不快感	持続性水様性または血便下痢，嘔吐	腹痛，血液や粘液混入の下痢，嘔吐，発熱，寒気	急性・持続性水様性下痢，腹痛，吐き気	粘液混入の水様便
潜伏期間	1〜2日間	12〜24時間	12〜72時間	40〜50時間	―
発症期間	数日間	数日間〜数週間	数日間〜数週間	2〜3週間	平均数日間〜2週間
対象感染者	全人口，高感受性者	幼児	全人口，高感受性者	全人口，とくに小児	小児（1〜5歳）
汚　染　源	水,ヒト,下水	糞便	糞便	糞便	糞便
後　遺　症	―	―	HUS（溶血性尿毒症症候群）	―	―
媒介食品	酪農製品	離乳食,生牛肉・鶏肉	ハンバーガー，未殺菌乳	―	―
感染菌量	>10^6	幼児は少量 成人：>10^6	成人：10〜10^8	―	―
死　亡　率	<0.1%	<0.1% 発展途上国50%	<0.1%	―	―

　腸管出血性大腸菌は，志賀赤痢菌が産生する易熱性毒素に似た細胞毒素，すなわちベロ毒素（VT1，VT2）を産生するところから，志賀毒素産生性大腸菌（STEC）ともいわれ，10個以下の少量菌でも感染して急性の出血性大腸炎を起こす。特定の血清型に限定されないが，とくに血清型O157：H7は，44.5℃で発育せず，発色酵素基質（MUG）反応陰性，ソルビット陰性または遅分解であるなど，他の血清型の腸管出血性大腸菌とは異なる性状を示す。また，最低発育温度は7〜8℃，発育pH域は4.4〜9.0，発育最低水分活性値は0.95である。1982年に米国でビーフバーガーを原因とした集団下痢症が発生して以来，欧米諸国において畜産食品を中心に多くの症例が報告されるなど国際的に最も重要

な食品媒介病原菌の一つである。わが国においても，1996（平成8）年には25例の集団例と散発例を含めて9,451名（死者12名）の有症者が報告され，その後も集団例や，多くの散発例が報告されている。このうち原因食品が明らかにされた例は少ないが，最近では米国産輸入牛肉を原材料とした加工品（牛たたき）による広域的集団例や，結着肉を使用した一口ステーキによる広域的散発例が報告されている。1996年に実施された全国のと畜場を対象とした調査では，牛の保菌率は1.4%，牛枝肉の汚染率は0.3%であり，最近の調査ではこれらよりもさらに高い検出率が認められており，血清型O157:H7の疫学的実態の把握が急がれている。なお，最近では血清型O157:H7以外の血清型（O26，O104，O111，O145など）による腸管出血性大腸菌感染症の集団例が報告されている。

2）症　　状

平均4〜8日の潜伏期間後に激しい腹痛，血液混入の水様性下痢を示すが，38℃以上の発熱や嘔吐はまれである。発症後2〜9日間，場合によっては数週間このような症状が持続することがあり，一部の患者とくに幼児および高齢者では溶血性尿毒症症候群（HUS）を続発し，高齢者の50%は血栓性血小板減少性紫斑病（TTP）に発展し，これらの場合は致命率が10%に達する。

3）原 因 食 品

欧米諸国では，O157:H7集団例の主な原因食品はビーフバーガー，ローストビーフなどの食肉加工品，野菜類などの農産物である。これに対して，わが国ではサラダ類が主で，ほかにイクラの醤油漬けや白菜の浅漬けによる広域的集団感染例が報告されている。これら食品のO157:H7による汚染経路は先に述べた米国産輸入牛肉の事例以外はほとんど明確にされていないが，製造加工時における二次汚染が多いと推測されている。また，食肉が直接原因となった事例では焼肉店で提供された牛のロース，ハツ，レバーなどがあり，2011（平成23）年にユッケを原因食品とする5名の死者を含むO111による集団食中毒例が発生したことから，生食用牛肉については，厳しい規格基準が規定された。

4）予 防 対 策

腸管出血性大腸菌は，サルモネラ属菌と同様に通常の加熱条件により容易に

死滅させることができ，低温管理も増殖抑制に効果的である。しかし，根本的な予防対策としては，牛の保菌防止，と殺時の衛生的取り扱いにより食肉や内臓肉の腸管内容物の汚染防止が必要である。牛レバーについては，現状では汚染防止が困難なため，生食が禁止されている。また，家畜の糞尿を使用した有機肥料による農作物への汚染対策も重要である。これらすべての段階で衛生管理を確実に行うためにHACCPシステムの導入が必須であるといわれている。

5）事 件 例

①　焼き肉店で牛レバー刺身を摂食した父子のうち9歳の男児が，食後4日目に水様性下痢，7日目には血便を伴う下痢症状を示して入院した。HUSは起こしていなかったが，便からO157:H7が検出された。焼肉店を調査したところ，当日の同一品はすでになかったが，参考品の牛レバーおよび患者便から分離した菌株は同一DNAパターンを示した。なお，同焼き肉店の従業員や施設内の拭き取り調査では陰性であったが，排水溝からO157:H7が検出された。

②　広域に流通していたイクラ醬油漬けにより7都府県の49名が感染し，うち38名は12歳以下の低年齢層であった。主な症状は下痢，腹痛，発熱，嘔吐で，28名に血便が認められ，そのうち3名はHUSを発症した。患者は，すべて同一施設で製造されたイクラ醬油漬けを使用したイクラずしを喫食しており，患者が利用した飲食店の未開封の在庫および全国的に回収された同一製造年月日の製品484例中48例から，患者便から検出されたものと同一DNAパターンのO157:H7が検出された。これらの製品はいずれも一般生菌数が最大値で10^9/g，大腸菌群が10^6/gときわめて汚染度が高く，汚染された原因は不明であったが，製造施設は恒常的に劣悪な衛生状態であったことが推測された。

（3）腸炎ビブリオ（*Vibrio parahaemolyticus*）

1）概　　要

腸炎ビブリオはグラム陰性の極毛性桿菌で好塩性を示し，2〜5％食塩存在下でよく発育するが，食塩無添加ペプトン水では発育しない。至適発育温度は30〜37℃で，10℃で発育せず，加熱にはきわめて弱く，煮沸では瞬時に死滅す

る。発育至適pHは8.0で，酸性環境では増殖が悪い。至適発育条件下ではきわめて発育が早く，サルモネラ属菌や大腸菌の約2倍である。耐熱性の溶血毒素を産生し，この毒素が病原性と密接に関係があるといわれており，感染菌量は10^6以上と推定されている。汚染源は汽水域の海水およびそこで捕獲された鮮魚介類で，生の海産魚介類が食中毒の原因になることが多い。腸炎ビブリオによる食中毒の発生は最近少ないが，カンピロバクターやサルモネラ属菌とともに，わが国で発生する代表的な細菌性食中毒で，とくに7～9月に発生する食中毒の主要部分を占める。

2）症　状

潜伏期間は4～96時間，平均12時間で，主な症状は激しい下痢および上腹部の痛みである。下痢は水様性や粘液便で，まれに血便をみることがある。しばしば発熱や嘔吐，吐き気がみられ，通常は4～7日間で回復するが，高齢者では激しい脱水症状から虚脱して死亡することもまれにあるので注意を要する。

3）原因食品

海産魚介類など，とくに生の水産食品が感染媒介物のほぼ70％を占め，次いで調理した魚介類，ゆでダコなどのボイル品も10％を占めるなど，原因食品の大多数は鮮魚介類やその加工品，あるいはそれらからの二次汚染による。また，輸入汚染魚介類による感染も無視できない。

4）予防対策

腸炎ビブリオによる食中毒の発生要因としては，原材料の汚染，長時間の室温放置などの不適切な温度管理，原材料や器具からの二次汚染があげられ，基本的な予防対策は他の細菌性食中毒と同じである。とくに，魚介類の捕獲・陸揚げから消費までの徹底した低温管理（可能な限り4℃以下）がきわめて有効である。また，夏季には危険性の高い魚介類の生食をできるだけ避け，加熱調理して可及的速やかに喫食することも大切である。なお，厚生労働省では腸炎ビブリオ食中毒発生防止対策の一環として，生食用魚介類加工品に腸炎ビブリオを対象とした成分規格の設定および加工基準や保存基準を規定している。

5）事　件　例

　8月の連日猛暑が続く時期に某飲食店で調理された魚介類刺身，すしなどを摂食した177名中112名が，腹痛，下痢，発熱および嘔吐などを示した。調査の結果，有症者の糞便および食材のイカ刺身から腸炎ビブリオが検出された。食中毒の発生要因として，大量調理による食材のずさんな取り扱いとまないたや包丁などの調理器具類の洗浄・消毒の不十分，冷蔵庫の詰め過ぎと頻繁な開閉による庫内温度の上昇，冷房不十分による調理場内の高温などが考えられた。

（4）カンピロバクター（*Campylobacter*）
1）概　　　要

　カンピロバクターはグラム陰性のS字状の湾曲した桿菌で，1本の鞭毛を有し，らせん状運動を示す。通常の大気中では発育できず，酸素が3～15％の微好気性環境下で発育する。発育温度域は30～46℃と狭く，30℃以下の温度では発育せず，乾燥や酸性域でもきわめて不安定である。*C. jejuni*（ジェジュニ）が食中毒の主な原因になるが，*C. coli*（コリ）も原因となることがあり，いずれも家畜の腸管内の常在菌で，一般的に*C. jejuni*は鶏および牛に多く，*C. coli*は豚に高率に分布する。鶏肉の汚染率は生産地，ロットによりかなりの違いが認められる。わが国ではサルモネラ属菌，腸炎ビブリオ以上に発生事件例が多い食中毒起因菌で，その発生は春から初秋に集中しており，学校給食，飲食店，旅館などでの大規模食中毒に結びつくことが比較的多い。100個程度の少量菌量でも感染を起こすといわれており，対象感染者は主に5歳以下の子どもと15～29歳の成人である。

2）症　　　状

　潜伏期間は2～5日間で，主症状は下痢（血便），発熱，嘔吐，腹痛，頭痛，筋肉痛などで，他の感染性腸炎に類似する。発症期間は2～10日間。最近，下半身の運動麻痺を主徴とするギラン・バレー症候群との関連が注目されている。

3）原因食品

　カンピロバクター食中毒は潜伏期間が長いことなどから，原因食品が判明しない事例が多いが，明らかにされた事例の多くは食肉の生食であり，特に鶏肉

が関係していることが多い。その他，刺身，カキ，野菜炒めなどさまざまな食品が原因食品として報告されており，飲料水による集団事例もみられる。

4）予 防 対 策

予防対策の基本は，保菌鶏対策およびと畜場や食鳥処理場の衛生対策である。通常，カンピロバクターは食品中で増殖することはなく，少量菌でも感染することから，鶏肉などから他の食品への二次汚染を防止することがきわめて重要である。鶏肉を取り扱った調理器具はよく洗浄し，生肉は素手で取り扱わないことが大切である。本菌は加熱に対する感受性が高いため加熱調理は有効であり，通常の加熱条件を守れば完全に死滅させることができる。

5）事 件 例

① 某高等学校で調理実習に参加した278名中117名が，平均約81時間の潜伏時間後に下痢，腹痛，発熱，頭痛，悪寒，吐き気，脱力感などの症状を示した。調理品は残っていなかったが，患者の糞便と実習に使用したのと同一ロットの鶏肉からカンピロバクターが検出されたことから，実習の際に摂食した親子丼などの調理食品によるカンピロバクター食中毒と決定された。発生要因として，まないたなどの調理器具の少なさからの器具の使い分け・洗浄の不十分さ，生徒たちの調理不慣れからの各操作の錯綜と交差汚染，親子丼の加熱調理にあたっての食材の鶏肉の不十分な加熱などが考えられた。

② 井戸水を飲水とした高等学校で732名中370名に下痢などの症状が報告された。有症者の糞便および給水栓から採取した水から*C. jejuni*が検出された。井戸水の汚染源を調査したところ，*C. jejuni*は検出できなかったが，井戸水の受水槽内部はかなり汚れており，事件発生に先立って豪雨があり，校内敷地に冠水した水が井戸水水源に侵入したものと推定された。

（5） ブドウ球菌（*Staphylococcus*）
<small>スタフィロコッカス</small>

1）概 要

ブドウ球菌はグラム陽性球菌で，食中毒を起こす**黄色ブドウ球菌**（*S. aureus*）はコアグラーゼを産生する。発育温度域は6.7〜46℃で45℃でも活発に増殖し，

発育最低水分活性値も0.86と低く，10%と高濃度の食塩存在下でも発育できる。ヒトや動物の体表面や粘膜に広く分布し，食品の不適切な取り扱いにより食品を汚染して温度管理の不良により増殖すると，食品中にエンテロトキシンと呼ばれる毒素を産生し，典型的な毒素型食中毒を起こす。発症毒素量（$10\mu g$（マイクログラム）以下）にいたるにはあらかじめ食品中で$10^5 \sim 10^6$/g以上の菌量に増殖することが必要であり，産生された毒素は耐熱性で，通常の加熱調理では失活しない。以前は，腸炎ビブリオ，サルモネラ属菌に次いで多い食中毒の原因菌であったが，最近では食中毒発生件数は減少傾向にあるものの，食品取扱者の衛生管理を反映するきわめて重要な食中毒細菌である。

2）症　　状

吐き気，嘔吐，腹痛を主徴とする。潜伏時間は摂食後1〜6時間（平均3時間）と短く，発症後は通常1〜2日で回復することが多い。

3）原 因 食 品

主な原因食品は，にぎり飯などの穀類およびその加工品，弁当類や調理パンなどの複合調理食品であり，前者は小規模食中毒，後者は大規模食中毒に結びつくことが多い。また，2000（平成12）年に発生した加工乳を原因とする大規模食中毒例にみるように，粉乳などの乳製品では生菌そのものが存在しない場合も毒素のエンテロトキシンが存在する可能性がある。一方，欧米では原因食品の大部分が畜産食品で，とくに食肉や卵を主原料とする加工食品が多い。

4）予 防 対 策

ブドウ球菌食中毒の発生防止には，食品取扱者の十分な手洗いによる手指からの菌の除去，とくに傷のある手で食品を取り扱うことは絶対に避けなければならない。また，エンテロトキシンの産生には10℃以上であることが必要であることから食品の適切な低温管理が重要である。低温管理のできないような食品では，発症毒素量に達しないうちに速やかに食することが必要である。

5）事 件 例

仕出し弁当や，病院食による集団事例がときどき報告されている。これらの事例では，いずれも調理者の手指，まないたや収納容器などの器具から黄色ブ

ドウ球菌が検出されており，それらからの汚染が食品に移行したと推測される。原因となった食品は室温に保管されていた場合が多く，その間に菌が増殖し，発症にいたる量の毒素が産生されたものである。潜伏時間はおおむね数時間以内であり，嘔吐と下痢を主徴とし，通常，死にいたることはないが，嘔吐などの症状をきっかけとしたショック症状による死亡例も報告されている。

（6）ノロウイルス

1）概　　要

　ノロウイルスはカリシウイルス科ノロウイルス属に属し，30nm（ナノメートル）ときわめて小さく，電子顕微鏡で見ると正20面体のいが栗のような構造がみられ，以前は形態学的特徴から暫定的に小型球形ウイルス（small round-structured virus：SRSV）と呼称されていた。ヒトの腸管でしか増殖できず，幼児から成人にいたる広い範囲の年齢層に感染し，その汚染源はヒト自身の糞便である。食中毒発生総数に占める割合は，発生件数で約30%，患者数は55%と比較的集団発生に結びつくことが多く，食中毒に占める患者数は最も多い。ノロウイルス以外にも，A型肝炎ウイルスおよびロタウイルスが食中毒の原因になるが，これらの2種類のウイルスの疫学的特性は表3－8に示した。

2）症　　状

　通常，1〜2日間の潜伏後に発症し，主な症状は下痢，嘔吐，吐き気，腹痛である。下痢は1日に20回にも及ぶ激しい水様便になることもあり，ときに発熱，頭痛，筋肉痛を伴う。このような症状が1〜3日間続いたのちに回復し，後遺症が残ることはない。きわめて少数のウイルスで感染・発病するが，発症のメカニズムの詳細は未だ明らかでない。

3）原因食品

　一般的にカキなどの二枚貝類が原因になることが多く，とくに冬季のカキが原因になるのは，カキは呼吸のためにエラに大量の海水を通過させて餌となる植物プランクトンを捕捉するが，この際に汚水処理場で適切に処理されず，ノロウイルスを含むヒトの糞便が河川を経てカキの養殖海域に流れ込むと，ウイ

表 3 - 8　A型肝炎ウイルスおよびロタウイルスの疫学的特性

ウイルス名	A型肝炎ウイルス	ロタウイルス
症　　状	突然の発熱，不快感，吐き気，食欲不振，腹部不快感，黄疸を続発	嘔吐，水様性下痢（4〜8日間），低い発熱
潜 伏 期 間	1〜7週間　平均30日間　黄疸発症後1週間まで感染力	1〜3日間
発 症 期 間	1〜2週間，数週間の場合もある	4〜6日間
対象感染者	全人口，子どもよりもおとなに高感受性	全人口，特に未熟児，6か月〜2歳児，高齢者，免疫不全者に高感受性
汚 染 源	感染者，糞便	感染者の手指，汚染機具類
後 遺 症	慢性疲労	—
媒 介 食 品	サンドウィッチ，果実，野菜，乳・乳製品，サラダ類，貝類，ジュース類，アイスドリンク	水
感 染 菌 量	10〜100	10〜100
死 亡 率	<0.4%	—

ルスが餌とともにカキに捕捉されて，中腸腺で濃縮されるためである。しかし，最近では，野菜サラダ，ケーキ，サンドウィッチなど雑多な非加熱食品も原因として報告されており，また飲食店，旅館等の施設で提供される料理および仕出し・弁当が原因となった事例も多く，その多くは，調理または配膳過程における食品取扱者からの直接または間接的な二次感染が原因と考えられる。

4）予 防 対 策

　加熱処理はウイルス感染を防止する最も効果的な方法である。ノロウイルスの場合も生食品（とくに貝類）の喫食を避け，食品の調理は加熱を十分に行うことである。また，ヒトの手や吐物を介して伝播する場合があるため，入念な手洗いなどの衛生管理を徹底すること，食品取扱者にはマスクや手袋の着用を習慣づけ，自身が感染源にならないように啓発，教育を十分に行うことが大切である。それ以上に，下水を整備してヒトの排泄物を直接河川やカキの養殖海域に流さないような施策を講ずることが重要である。

5）事　件　例

　従来，ウイルスによる食中毒では原因不明とされる事例が多いが，分子生物

学的手法を導入することにより明らかにされた事例を以下に示す。

　忘年会シーズンにすし店で提供された宴会料理により異なる6グループの108名中72名が平均約40.5時間の潜伏時間の後に下痢，発熱，嘔吐，腹痛などの症状を示した。患者便からPCR（ポリメラーゼ連鎖反応）法によりノロウイルスが検出され，6グループの共通食は殻つき生カキであったことから，これが原因食として疑われた。生カキの調理工程は，午前中に店舗に搬入されたカキを直ちに3.5℃で冷蔵保管，午後に殻を洗浄 → むき身 → 水洗 → 30分間程度水切り → 殻に盛りつけ後，再び冷蔵し，その夜の宴会時にレモンを添えて提供という手順であるが，どの段階でウイルスに汚染されたかは特定できなかった。

（7）その他の微生物性食中毒，経口感染症
1）芽胞形成食中毒細菌
　好気性のセレウス菌（*Bacillus cereus*），および偏性嫌気性のウエルシュ菌（*Clostridium perfringens*），ボツリヌス菌（*C. botulinum*）が含まれる。いずれも自然界に広く分布し，芽胞を形成して加熱や乾燥などの環境の影響に対して強い抵抗性を有する。**セレウス菌**には，腸管内で下痢型毒素（エンテロトキシン）を産生して下痢を主徴とするものと，食品中に産生されたセレウリドといわれる物質により嘔吐を主徴とする食中毒を起こす2種類がある。わが国ではほとんどが後者である。**ウエルシュ菌**による食中毒は毎年のように集団例として発生し，原因の多くは加熱調理後の急冷の不完全である。また，**ボツリヌス菌**による食中毒の発生はわが国では多くないが，脱酸素されたレトルト類似食品，地下水や蜂蜜などで調製された乳児用食品による「乳児ボツリヌス症」に注意を要する。これら3菌種の疫学的特性を表3－9に示した。

2）経口感染症の食中毒細菌
　感染症法における三類感染症の**コレラ菌**（*Vibrio cholerae*），**赤痢菌**（*Shigella dysenteriae*），**チフス菌**（*Salmonella* Typhi），**パラチフスA菌**（*S.* Paratyphi A）が含まれる。感染原因が直接飲食による場合は行政上食中毒扱いとなる。コレラ菌は，ビブリオ属の1菌種で好塩性はない。他の3菌種はいずれも腸内細菌科

表 3 - 9　芽胞形成食中毒菌の疫学的特性

菌　種　名	セレウス菌	ボツリヌス菌	ウエルシュ菌
症　　　状	2種類の異なる症状 ① 腹痛を伴う下痢 ② 吐き気, 嘔吐	ボツリヌス症： 　疲労感, 視力減退, 　呼吸困難	下痢, 腹痛, 吐き気, 嘔吐はまれ
潜伏期間	① 6～15時間 ② 0.5～6時間	4時間～8日間 (一般的に18～36時間)	8～22時間
発症期間	① 12～24時間 ② 6～24時間	数か月	＜24時間, 1～2週間持続の可能性
対象感染者	全人口, 高感受性者	全人口, とくに高感受性者・乳幼児	全人口, とくに若年・高齢者
汚　染　源	土壌, 埃	土壌, 沈澱土砂, 魚・哺乳動物腸管	土壌, 糞便
後　遺　症	—	—	—
媒介食品	① 食肉, 乳, 野菜, 魚, スープ ② 米飯, ポテト, パスタ, チーズ	缶詰, 燻煙・塩漬魚, びん詰, 蜂蜜	食肉加工品, 肉汁
感染菌量	① ＞10^6　　② —	少量の毒素	＞10^6
死　亡　率	まれ	7.5%	＜0.1%

に含まれ, チフス菌とパラチフスA菌はサルモネラ属に属し, 発育特性も類似している。いずれも微量の菌量で発病し, ヒトからヒトへ容易に感染する。

3）低温発育性の食中毒細菌

リステリア・モノサイトゲネス（*Listeria monocytogenes*）, エルシニア・エンテロコリチカ（*Yersinia enterocolitica*）がある。わが国のリステリアによる食品媒介感染症は1例が確認されているのみであるが, 欧米諸国では死亡率が高い。従来, 急性胃腸炎症状は示さないとされていたが, 最近では胃腸炎症状を示す食品媒介リステリア症が報告されており, わが国でも行政上のその他の食中毒細菌に位置づけられている。2014（平成26）年に非加熱食肉製品とナチュラルチーズ（ソフトおよびセミハードのもの）に規格基準が設けられた。また, エルシニアによる食中毒はほとんどが散発例であるが, 加工乳を原因とした集団事例の報告がある。これらの菌種の疫学的特性を表3 -10に示した。

4）その他の食中毒細菌

わが国では, ナグビブリオ（非O1コレラ菌 *Vibrio cholerae* non-O1）, ビブリオ・フ

表 3 - 10　リステリア・モノサイトゲネスおよびエルシニア・エンテロコリチカの疫学的特性

菌　種　名	リステリア・モノサイトゲネス	エルシニア・エンテロコリチカ
菌 の 性 状	グラム陽性，芽胞非形成，短桿菌で弱い β-溶血性，特定の血清型に集中	腸内細菌科，特定の生物型と血清型
症　　　状	**リステリア症**：敗血症,脳脊髄膜炎,流産,死産,インフルエンザ様症状	**エルシニア症**：下痢,嘔吐,発熱,腹痛,虫垂炎様症状
潜 伏 期 間	2，3日間～6週間	1～3日間
発 症 期 間	数日間～数週間	2～3週間
対象感染者	妊婦／胎児，免疫不全者，がん・AIDS患者,慢性肝炎,高齢者,制酸剤使用者	幼弱者，高齢者，免疫抑制剤投与者
汚 染 源	土壌，不適切につくられたサイレージ	豚，鳥，牛，犬，リス，池，土壌
後 遺 症	—	患者：2～3％に関節炎，バセドウ病,ライター症候群
媒 介 食 品	生乳，ソフトチーズ，野菜，アイスクリーム，発酵ソーセージ，ホットドッグ，燻煙魚，生・調理食肉	食肉（とくに豚肉),アイスクリーム,生乳，豆腐，水
感 染 菌 量	不明　多分<10^3	不明
死 亡 率	30～50%	0.03%

ルビアリス（*V. fluvialis*），エロモナス・ソブリア／ヒドロフィラ（*Aeromonas sobria／hydrophila*），プレジオモナス・シゲロイデス（*Plesiomonas shigelloides*）が行政上の食中毒細菌として位置づけられている。また，最近では乳幼児に調製粉乳を介して重篤な感染症を起こすサカザキ菌（*Cronobacter sakazakii*）が注目されている。

（8）微生物性食中毒予防の3原則

　微生物による食中毒予防の3原則とは，食中毒病因微生物の①汚染防止，②増殖防止，③死滅である。なお，食品製造加工施設では，この3原則に加え，原材料とともに有害微生物の「持ち込み防止」も重要視されてきている。

　汚染防止には，もともと食品に食中毒微生物が存在しないこと，および新たに汚染させないことという2つの意味合いがある。すなわち，食品原材料および食品の取扱設備や器具などの環境，食品取扱者の手指に食中毒微生物が存在しないことが求められる。とくに，少量菌でも発症する感染型食中毒の予防で

は汚染させないことがきわめて重要である。また，増殖防止には低温管理が効果的である。通常，微生物の増殖速度は低温ほど遅くなり，食中毒の発症に要する菌量，毒素量に達しなくなる。わが国では，一般的に食品の保存温度の上限を10℃と規定しているが，この温度ではほとんどの食中毒細菌が増殖できることから国際的には4℃が一般的である。しかし，エルシニア，リステリア，一部のボツリヌス菌は4℃以下でも増殖できることから低温管理を過信してはならない。また，食中毒病因微生物を死滅させるには加熱調理が最も有効であり，法的に加熱条件が規定されている食品では，それを守れば芽胞形成の食中毒細菌以外は確実に死滅させることができる。生残した芽胞も，加熱処理後の急冷とその後の低温保持で効果的に制御できる。

　1997年に，FAO／WHOの国際食品規格委員会（コーデックス（Codex）委員会）は"食品衛生の一般原則"というタイトルの食品衛生管理における原材料，作業環境，食品の取り扱いについて国際標準の衛生規範を示している。この衛生規範は，2020年に大改訂され，食品の衛生管理では，まずわが国で"一般衛生管理プログラム"といわれるGHP（Good Hygiene Practice：適正衛生規範）を満たすことにより原材料と作業環境から食品への汚染防止を確実に行い（表3−11），次いで食品の取り扱いに直接関係する重要な工程にはHACCPシステムを導入して，食品中に存在する可能性のある病原微生物の増殖防止と死滅させることを確実に行うべきであるとしている。したがって，一般衛生管理プログラムはHACCPシステムの前提条件プログラムとして位置づけられている。

　たとえば，食品の製造加工に使用する設備や器具の洗浄・殺菌は，安全な食品を生産するための基礎となる当然の衛生的管理要件であり，一般衛生管理プログラムによって管理する。これに対して，加熱処理は原材料や環境に由来する食品中に存在するかもしれない病原微生物を直接的に死滅させるための管理要件であるため，HACCPシステムで管理するという考え方である。すなわち，微生物性食中毒予防の3原則を満たすためには，図3−2に示したように食品原材料，作業環境，衛生的取り扱いの3条件がピラミッド状に組み合わさった状態でなければならない。これは，食品衛生管理の一般的概念でもある。

表3-11　食品衛生の一般原則に示されたGHP（適正衛生規範）（Codex委員会：2020）

1．一次生産	**5．対人衛生**
① 環境の管理	① 健康状態
② 衛生的な生産	② 疾病および傷害
③ 取扱い，保管および運搬	③ 要員の清潔さ
④ 清浄化，保守および対人衛生	④ 要員の品行
2．施設：設備および装置の設計	⑤ 施設外部からの訪問者
① 場所および構造	**6．作業の管理**
② 設備：排水および廃棄物処理設備，清浄化設備，衛生設備および便所，温度，空調および換気，照明	① 製品と工程の記述：GHPの有効性の考察，モニタリングおよび改善措置，検証
③ 食品の管理およびモニタリング装置	② GHPのカギとなる側面：温度と時間の管理，微生物学的/物理的/化学的/アレルゲン汚染，搬入材料
3．トレーニングおよび能力	③ 水
① 意識および責任	④ 文書化および記録
② トレーニング・プログラム	⑤ リコール手順
③ 指導および監督	**7．製品情報および消費者の意識**
④ 再トレーニング	① ロットの確認およびトレーサビリティ
4．施設の保守，清浄化と消毒および有害小動物管理	② 製品情報
① 保守および清浄化	③ 製品の表示
② 有害小動物管理システム	④ 消費者教育
③ 廃棄物のマネジメント	**8．運搬**
	① 要件
	② 用途および保守

　HACCPシステムでは，科学的根拠に基づき作成した衛生管理マニュアル（HACCPプラン）により食品の取り扱い中に起きる人的ミスを限りなく減らすことができる。HACCPプラン作成の具体的手順は，コーデックス委員会の"食品衛生の一般原則"に

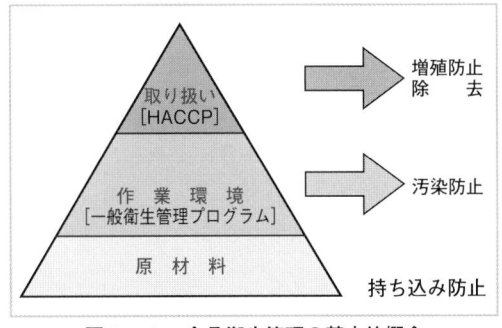

図3-2　食品衛生管理の基本的概念

"HACCPシステムおよびその適用のためのガイドライン"として示された7原則12手順に従う（第10章，p.182参照）。

3．自然毒食中毒

　自然毒食中毒は**動物性自然毒食中毒**と**植物性自然毒食中毒**とに大別され，前者はフグ中毒，後者は毒きのこが主である。微生物性食中毒に比べ発生件数や患者数は少ないが，死亡率は高い。

（1）動物性自然毒食中毒

1）フ グ 中 毒

　フグは日本周辺のみでも30種以上が生息し，うち約10種が食用にされている。特にトラフグ，マフグ，カラスなどが広く食されている。フグ毒が含まれる部位は魚種によって異なるが，多くは肝臓，卵巣，腸，皮などにフグ毒の**テトロドトキシン**を有している。フグの毒化は海洋細菌を起源とする食物連鎖によるもので，養殖フグは無毒の個体が多いことが知られている。

　①　**中毒症状**　　食後20分〜3時間ぐらいに口唇や舌などの軽いしびれで始まり，次いで指先がしびれ，歩行は不自由でないが千鳥足となる。その後，運動不能となり，知覚麻痺（とくに触覚），言語障害，呼吸困難となる。さらに骨格筋が完全に弛緩し，指先さえ動かすことができなくなる。呼吸困難がさらに進み，意識が混濁する。意識消失し，呼吸が停止して死にいたる。

　②　**治　　療**　　特効薬はないので，嘔吐，利尿の促進や人工呼吸による呼吸維持が唯一の対策である。これは，死亡にいたるまでの最短時間は食後1時間半，最長でも約8時間とされており，中毒症状を呈しても約8時間生命を維持できれば回復の見込みがたつからである。

　③　**テトロドトキシン**　　フグ毒はフグ特有のものとしてテトロドトキシンと命名され，内因性の毒とされていた。しかし，カリフォルニアイモリ，ヒョウモンダコ，ボウシュウボラ（巻貝）などもフグ毒を有する。組織中に存在するテトロドトキシンは水溶性である。しかし，精製したテトロドトキシンは水や有機溶媒に不溶で，中性あるいは有機酸酸性では熱に対して安定である。

フグの毒量を表す単位としてMU（マウスユニット）がある。1MUは体重20g前後のマウスに腹腔内注射し，30分で死亡させる毒量をいう。毒力（MU/g）は試料1g当たりの毒量として示される。ヒトの最小致死量は10,000MUと推定され，10MU/g以下であれば食用となる（1,000gを摂取して10,000MUとなる）。

　④　**フグの毒化機構**　海洋細菌の*Vibrio*属（ビブリオ），*Pseudomonas*属（シュードモナス），*Alteromonas*属（アルテロモナス）などのなかにテトロドトキシンを産生するものがある。これをハナムシロガイ，ヒラムシ，ヒモムシなどが摂取，これをフグが食べて毒化する食物連鎖によるものである。海洋細菌の分布の違いで食用フグの毒性は異なる。

　⑤　**フグの衛生確保**　1983（昭和58）年に厚生省は「処理等により人の健康を損なうおそれがないと認められるフグの種類，その部位，漁獲海域」を通知した。すなわち，食べられるフグを選別，無毒部分のガイドラインを明示した。

　2）その他の動物性自然毒食中毒

　フグ中毒以外の主な動物性自然毒食中毒を表3－12に示した。

（2）植物性自然毒食中毒

　1）毒きのこ

　わが国には約60種の毒きのこがあることが知られている。毒きのこによる中毒はよく似ている食用きのことの誤食によって発生する。きのこ中毒は2010年代以降の発生状況の統計では年間に30〜50件，患者数は100〜150名，死者数は1〜2名程度である。一般に家庭内で発生することから，1事件当たりの患者数は少ない。また，軽症例では正式な届出がなされないことから，実際の発生は届出数の数十倍はあると推定される。中毒の原因となるきのこは，ツキヨタケ，クサウラベニタケ（イッポンシメジを含む）によるものが多く，原因が判明している事件のうち，この2種のきのこで発生件数の6割以上，患者数の7割以上を占める。死亡例ではドクツルタケによるものが約50％である。発生地域としては信越，東北および北海道であり，西日本にはきわめて少ない。月別の発生状況はきのこの発生時期と一致する9〜10月に集中している。

　毒きのこの見分け方として言い伝えられている多くの迷信（茎が縦にさけに

表 3 - 12　主な動物性自然毒

	毒化する主な魚介類とその部分	有毒成分	毒化の機構	中毒症状	予防対策
下痢性貝毒	ムラサキイガイ,ホタテガイ,カキなどの中腸腺	オカダ酸ディノフィシストキシン	食物連鎖による。有毒プランクトンの渦鞭毛藻類（*Dinophysis*属）を二枚貝が摂取して毒化	下痢嘔吐腹痛	可食部 1 g 当たり 0.16mg オカダ酸当量を超えるものは出荷規制
麻痺性貝毒	イガイ，ホタテガイ，カキなどの中腸腺	サキシトキシンゴニオトキシン群	食物連鎖による。有毒プランクトンの渦鞭毛藻類（*Alexandrium*属など）を二枚貝が摂取して毒化	フグ中毒と同じ	加食部 1 g 当たり 4 MU を超えるものは出荷規制
その他の貝毒	ツブガイ，バイガイの唾液腺	テトラミン		頭痛，ふらつき，嘔吐	唾液腺の除去
シガテラ毒	オニカマス，バラハタなどの筋肉	シガトキシン	食物連鎖による。有毒プランクトンの渦鞭毛藻類（*Gambierdiscus*属など）を草食魚が食べ，これを肉食魚のシガテラ魚が食べて毒化	胃腸障害,神経障害,ドライアイスセンセーション*	食用禁止措置
脂溶性ビタミン	イシナギ，サワラなどの肝臓	ビタミンA（過剰摂取）		激しい頭痛皮膚の落屑	食用禁止措置
光過敏物質	アワビ，メガイ，トコブシ等の巻貝の中腸腺	フェオホルバイド，ピロフェオホルバイド	海藻のクロロフィル由来の誘導体	顔面，手指にやけど様に発赤，疼痛	春先のアワビ類の中腸腺は摂取しない
アブラソコムツ	アブラソコムツ，バラムツなどの筋肉	ワックス	垂直移動の激しい魚類	消化不良により下痢を起こす	食用禁止措置
その他の有害魚	アオブダイ，ハコフグの肝臓,消化管	パリトキシン	毒素は水溶性で耐熱性	筋肉痛，関節痛,麻痺,呼吸困難	

*ドライアイスセンセーション：温度感覚の失調で，冷水やドライアイスに触れたときに感ずるような刺激痛をいう

くい，派手な色，乳汁分泌など）は，すべて根拠がない。食用きのこと毒きのこを区別するには，1つずつ食用となるきのこを確実に覚えるしか方法はない。

　①　**ドクツルタケ**（*Amanita virosa*）　　わが国で最も恐ろしい毒きのこである。全体が白色で茎にささくれがあり，茎の上部にツバ，根元にツボがある。有毒成分は α-アマニチン，β-アマニチンなどの環状ペプチドである。中毒症

状は食後10〜20時間で嘔吐，腹痛などの胃腸症状を呈する。その後，けいれん，昏睡などを起こす。さらに肝障害，腎不全などにより死にいたる。

② **ツキヨタケ**（*Lampteromyces japonicus*）　わが国で最も中毒の多いきのこである。有毒成分はイルージンＳである。中毒は食後１〜２時間で激しい吐き気と嘔吐を起こし，まれに死亡する例もある。食用のムキタケやシイタケと似ているため誤食して中毒を起こす。

③ **クサウラベニタケ**（*Rhodophyllus rhodopolius*）　わが国で中毒の最も多いきのこの一つである。形態，色調，中毒症状ともによく似るイッポンシメジもあるが，中毒予防上区別する必要はない。有毒成分はムスカリン，ムスカリジンなどである。中毒は食後30分〜３時間で激しい嘔吐，下痢などを呈する。食用のウラベニホテイシメジとよく似ており，誤食して中毒を起こす。

2）その他の植物性自然毒食中毒

毒きのこ以外の主な植物性自然毒食中毒については，表３−13に示した。

表３−13　主な植物性自然毒〔2010〜2019（平成22〜令和元）年〕

植　物	主な有毒成分	主な症状	食用で類似している植物
ス　イ　セ　ン	リコリン	嘔吐，胃腸炎，下痢，頭痛	ノビル，ニラ
バイケイソウ	プロトベラトリン，ジエルピン，ベラトミン	嘔吐，下痢，血圧低下，けいれん	オオバギボウシ
ジ　ャ　ガ　イ　モ	ソラニン，チャコニン	嘔吐，吐き気	芽部や緑化した部分が有毒
キ　ャ　ッ　サ　バ	リナマリン（青酸配糖体）	中枢神経の麻痺	
ア　オ　ウ　メ	アミグダリン（青酸配糖体）	中枢神経の麻痺	
ト　リ　カ　ブ　ト	アコニチン，メサコニチン	しびれ，麻痺，呼吸麻痺による死亡	ニリンソウ，モミジガサ
シ　キ　ミ	アニサチン	嘔吐，けいれん	ダイウイキョウの実
チョウセンアサガオ	スコポラミン，アトロピン	しびれ，幻覚，舞踏病運動	ゴボウ
ク　ワ　ズ　イ　モ	シュウ酸カルシウム	皮膚炎，口腔・口唇・咽頭の浮腫	サトイモ
イ　ヌ　サ　フ　ラ　ン	コルヒチン	嘔吐，下痢，腹痛	ギボウシ，ギョウジャニンニク

4．化学性食中毒

（1）化学性食中毒の概要

　本来の食品成分でない有害化学物質に汚染された食品の飲食，あるいは有害化学物質の誤った経口摂取による中毒症状を**化学性食中毒**と呼ぶ。季節や食品の種類とは関連がなく，発生の予測は困難である。2020（令和2）年までの5年間の発生件数と患者数は，全食中毒事例の0.8～1.8％，0.6～2.1％の割合である。発生件数は少ないが，発生すると大規模な事件に発展する場合がある。

　第二次世界大戦後，メチルアルコール含有の密造酒が市場に横行し，1946～1947（昭和21～22）年の間に，患者数2,741名，死者数1,984名にのぼった。しかし，この中毒は酒類が豊富に出回るようになって急速に減少し，1955（昭和30）年以降発生は無く，1999（平成11）年に病因物質の種別欄から削除された。

　病因物質としては，ヒ素，カドミウム，鉛などの無機化合物，有機水銀，ヒスタミン，ホルマリン，パラチオン，PCB（ポリ塩化ビフェニル）などの有機化合物がある。1955（昭和30）年の調製粉乳によるヒ素中毒と1968（昭和43）年のPCB混入ライスオイルによる油症事件は，大規模な化学性食中毒例であり，またカドミウムと有機水銀は公害病の原因物質として大きな社会問題となった（有害金属，農薬，PCBを含めた内分泌かく乱物質については第6章参照）。

　さらに，赤身の魚類で細菌（*Morganella*，*Photobacterium*など）の脱炭酸作用によって生じる有害アミン（主としてヒスタミン）が原因で起こる**アレルギー様食中毒**は化学性食中毒事件例の大多数を占める。原因食品は鮮度が低下したマグロ，サバ，サンマ，イワシなどの赤身の魚やその加工品が中心である。これらの魚類はヒスタミンの前駆物質であるヒスチジンの含有量が高い。一般的にはヒスタミンが100mg/100g以上で発症するとされている。症状は食物アレルギー（第9章，p.167）と似ていて，食後30～60分に，口の周辺や耳朶の熱感，上半身または全身の紅潮，蕁麻疹，頭痛，発熱，ときに嘔吐，下痢を伴う。通常6～10時間で回復し，予後は良好，治療には抗ヒスタミン剤が有効である。

（2）油脂の酸敗

　食用油をくり返し使用したり，油脂を多く含む食品や油脂で加工した食品を長期間空気中に放置すると，色調が変化し，刺激臭や異臭を生じ，食用に不適となる。これは**油脂の酸敗**と呼ばれ，油脂を構成するグリセリドの高度不飽和脂肪酸が酸化して起こる（**反応機構**：図3－3）。ラジカルが関与して連続的に進行するのが特徴で，開始反応，連鎖反応，停止反応の3段階からなる。この自動酸化反応は，最初は緩慢に，次いで急速に過酸化が進み，やがて分解や重合反応を起こし，人体に有害になり，ときとして食中毒の原因となる。

　油脂の酸敗の促進因子としては，高温，水分，鉄や銅などの金属，短波長の光などがある。揚げ物用の油が180℃以上の高温で長時間使用されると，空気と接触している油の表面で熱酸化が起こる。また，揚げ物の材料から出た水分は油と反応し，遊離脂肪酸を生じて，酸敗を促進する。

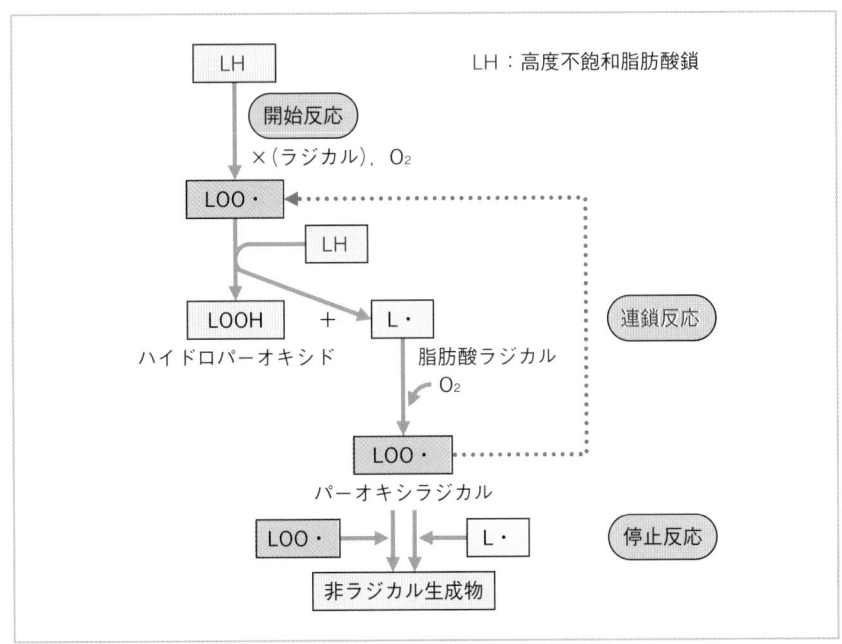

図3－3　油脂の自動酸化

（澤村良二・濱田　昭・早津彦哉編　食品衛生学　p.83　南江堂　1989より）

酸敗した油脂は各種の酸化物を含むため栄養価が低下し，風味も変わって食用に適さなくなり，生成した過酸化物や二次酸化産物（ハイドロパーオキシアルケナールなど）は毒性が強い。昭和40年代，クッキーや即席めんで嘔吐，腹痛や下痢の発症例がかなりみられたことから，1977（昭和52）年に油脂で処理した即席めん類では含有油脂の酸価3以下，または過酸化物価30以下の成分規格と直射日光を避けて保存する基準が定められた。油脂の酸敗の判定については第2章（p.21）参照。

油脂の酸敗防止には，酸素の遮断（脱気，真空包装，不活性ガスによる置換，脱酸素剤の封入），ラジカル発生の防止（不透明ないし着色包装による光の遮断，冷暗所での保存，キレート剤による金属の捕捉（ほそく）），食品添加物（脂溶性抗酸化剤）の利用が効果的である。

5．食品が媒介する寄生虫・原虫感染症

寄生虫は他の生物に寄生して生活する動物で，単細胞生物の原虫と多細胞生物の蠕虫（ぜんちゅう）（線虫類，吸虫類，条虫類，その他）に分類される。寄生される側の生物は**宿主**という。寄生虫には複数の宿主を必要とするものがおり，有性生殖の場になる宿主を**終宿主**，それ以外を**中間宿主**という。

食品を介して寄生虫が感染する経路には，寄生虫の虫卵や幼虫が付着した食品を摂取する場合と，宿主を食品として摂取する場合がある。感染を防ぐためには生食を避けて十分に加熱してから摂取する。寄生虫による障害は，寄生虫が体内を移動する際に生じる機械的な損傷と，寄生虫によるアレルギー反応や毒素によるものなどがある。

2013（平成25）年から，クドア・セプテンプンクタータ，サルコシスティス・フェアリー，アニサキス，クリプトスポリジウム，サイクロスポラ，肺吸虫，旋尾虫，条虫などが食中毒統計に加えられた。2020（令和2）年の寄生虫による食中毒は，アニサキスによるものが386件，患者数396人，クドアによるものが9件，88人であった。

（1）アニサキス

　成虫はクジラやイルカの胃内に寄生し，糞便とともに虫卵が排泄され，水中で幼虫となる。幼虫は第一中間宿主のオキアミに摂取される。オキアミを食べる第二中間宿主のサバ，ニシン，アジ，スルメイカ，サケ，マス，タラなどの内臓や筋肉に移行する。第二中間宿主の生食がヒトへの感染の原因となる。

　急性胃アニキサス症では，食後数時間から十数時間後に心窩部の激痛，悪心，嘔吐がみられる。急性腸アニサキス症では，食後十数時間後から激しい下腹部痛がみられる。ヒトの消化管では成虫にならず，自然に死滅する。予防対策は，60℃で1分以上加熱するか，−20℃で24時間以上冷凍して死滅させる。

（2）クドア・セプテンプンクタータ

　ゴカイと魚類で生活環を形成すると類推されているが，詳細は不明である。ヒラメの筋肉に寄生する粘液胞子虫で，魚から魚への感染やヒトからヒトへの感染はない。感染したヒラメをヒトが生食すると，食後数時間で下痢や嘔吐を起こすが，一過性で軽症が多い。9〜10月に発生が多い。胞子は10μmで調理の過程での発見は困難である。予防対策は，−16〜−20℃で4時間以上凍結するか，75℃5分間以上の加熱で死滅させる。2011（平成23）年の6〜12月に，33件のクドアを原因とする食中毒が報告された。翌年6月からクドアの胞子数が筋肉1g当たり$1.0×10^6$個以上のものは流通が禁止されている。

（3）サルコシスティス・フェアリー

　イヌとウマの間で生活環を形成する胞子虫で，終宿主のイヌの消化管内でオーシスト（嚢胞体）が形成され，糞便とともに排泄される。オーシストで汚染された飼料や飲用水を中間宿主のウマが摂取して感染し，筋肉に寄生する。ヒトが感染した馬肉を生食すると，食後数時間で下痢や嘔吐を起こすが，一過性で軽症のことが多い。ヒトの体内で発育することはない。予防対策は，馬肉を十分に加熱するか，生食用馬肉は−20℃で48時間以上冷凍して死滅させる。

（4）その他の主な寄生虫・原虫感染症

食品が媒介するその他の主な寄生虫・原虫感染症を，表3−14に示した。

表3−14　食品が媒介する主な寄生虫・原虫感染症

感染源	寄生虫・原虫	宿主または媒介物			ヒトの寄生部位	ヒトの主な症状
		終宿主	第一中間宿主	第二中間宿主		
獣肉類	無鉤条虫	ヒト	ウシ		小腸	下痢，腹痛
	有鉤条虫	ヒト	ヒト，ブタ，イノシシ		腸管，筋肉，脳，皮下	下痢，腹痛，人体有鉤嚢虫症
	旋毛虫	ブタ，ウマ，クマ，イヌ，ヒトなどのほ乳類			小腸（成虫），筋肉（幼虫）	下痢，腹痛，筋肉痛，発熱
	トキソプラズマ（原虫）	ネコ	ネズミ，ヒト，ブタ，ヒツジ，ウシ，イヌ		筋肉，脳	発熱，脳炎，流死産
魚介類	ウエステルマン肺吸虫	ヒト，イヌ，キツネ	カワニナ	モクズガニ，サワガニ	肺	咳，血痰
	肝吸虫	ヒト，イヌ，ネコ，ネズミ	マメタニシ	フナ，コイ，タナゴ	胆管	胆管炎，黄疸，肝硬変
	日本海裂頭条虫	ヒト，クマ	ケンミジンコ	サクラマス，カラフトマス	小腸	下痢，腹痛
	有棘顎口虫	ネコ，イヌ	ケンミジンコ	ドジョウ，ライギョ，カエル	皮膚	皮膚爬行症
	旋尾線虫TypeX	不明	スケトウダラ，ホタルイカ，ハタハタ		腸管，皮膚	腸閉塞，皮膚爬行症
野菜類や水	ヒト回虫	ヒト	虫卵で汚染された野菜など		体内循環（幼虫），小腸（成虫）	下痢，腹痛，肺炎
	鞭虫	ヒト	虫卵で汚染された野菜など		小腸，盲腸（成虫）	下痢，腹痛
	ズビニ鉤虫	ヒト	幼虫で汚染された野菜など		小腸	貧血
	クリプトスポリジウム（原虫）	ウシ，ブタ，ウマ，ネコ，ヒトなど	オーシストで汚染された野菜や飲料水		小腸	下痢，腹痛，嘔吐，発熱
	サイクロスポラ（原虫）	ヒト	オーシストで汚染された野菜や飲料水		小腸	下痢，発熱，体重減少
	ジアルジア（原虫）	ヒト，ブタ，サル，鳥類，爬虫類	嚢子で汚染された野菜や飲料水		十二指腸，胆嚢	上腹部痛，下痢，胆嚢炎
	赤痢アメーバ（原虫）	ヒト	嚢子で汚染された野菜や飲料水		腸管，肝臓	粘血下痢便，潰瘍

6．BSEプリオン

　BSE（牛海綿状脳症）は1986年に英国で発生し，日本では2001（平成13）年から2009（平成21）年までに36頭の感染が確認されたウシの感染性の疾患である。BSEの病原体は，神経細胞に主に存在するプリオンたんぱく質の高次構造が変化したBSEプリオンとされている。ウシが感染すると脳組織がスポンジ状になり，運動失調や異常行動を起こして死に至る。BSEに感染したウシの脳や脊髄などを原料とした肉骨粉を飼料としてウシに与えたことによって感染が拡がった。ヒトがBSEプリオンに汚染された食品を摂取すると，変異型クロイツフェルト・ヤコブ病を起こすことが指摘されている。

　現在はBSEに対する必要な対策がとられ，世界でBSEの発生は減少した。国際獣疫事務局は，日本のBSEリスクを無視できるリスクとしている。

　日本ではBSE対策として，肉骨粉のウシへの給餌を禁止している。また，生体検査で神経症状が疑われたり，全身症状を示す24か月齢以上のウシを対象にBSE検査を行っている。さらに，BSEプリオンが蓄積しやすい特定危険部位（全月齢の回腸遠位部と扁桃，30か月齢超の頭部（舌・頬肉・皮は食用可）と脊髄および脊柱）を除去し，BSE発生国からの牛肉輸入禁止や条件付き輸入などを実施している。

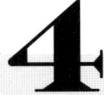

食品の安全性の確保

★ 概要とねらい

　ヒトは生命を維持するために，さまざまな栄養素を食品として摂取しなければならない。食品は，水と一部のミネラルの他は，動物か植物あるいはその加工品である。動植物が存在するところには必ず微生物が存在する。その中には，ヒトに食中毒を引き起こす病原細菌や食品を変質させる腐敗細菌などが存在する。

　食品の安全性をより確かなものにするために，「農場から食卓まで」のトレーサビリティ（生産段階から最終消費まで追跡可能となる流通履歴）が消費者から求められている。

　本章では「食品の安全性の確保」と題して，食肉製品，生鮮魚介類，水産加工食品，牛乳・乳製品，鶏卵，冷凍食品，惣菜製品など幅広い食品を対象に，原料や製造工程・流通過程での安全性確保の課題について検討した。そして，図表および衛生のチェックポイントなどを用いて理解しやすいように解説した。

1. 食肉・食肉加工品

（1）食肉の微生物汚染

　健康な動物の筋肉や体液は本来無菌である。動物が，と場で処理される際，自身が持っている腸内細菌や皮膚に付着している常在微生物により，解体作業台や器具などを汚染する。食肉類に付着している主な微生物を表4－1に示す。ここで多くみられるのは，細菌ではシュードモナス，フラボバクテリウム，アシネトバクター，ミクロコッカス，プロテウスなど，かびではペニシリウム，クラドスポリジウムなどで，酵母はあまり検出されない。

表4－1　食肉から分離される微生物

微生物	属　　名
細菌	シュードモナス，アシネトバクター，エロモナス，アクロモバクター，フラボバクテリウム，セラチア，プロテウス，ミクロコッカス
病原細菌	サルモネラ属菌，黄色ブドウ球菌，カンピロバクター，ウエルシュ菌，セレウス菌，ボツリヌス菌
かび	アスペルギルス，クラドスポリジウム，ペニシリウム，ムコール，リゾープス
酵母	カンジダ，ロドトルダ，トルロプシス

　食肉の微生物汚染は，家畜が解体処理される際の一次汚染と，食肉や食肉加工品になってからヒト，動物，昆虫その他の環境から病原細菌などの微生物の二次汚染がある。これらの微生物による食肉の汚染を完全に防止することは不可能に近い。しかし，食肉の安全性確保と鮮度低下防止の観点からできる限り食肉への微生物汚染を少なくすることが重要である。

　食肉を0～15℃で数日間貯蔵すると微生物相はシュードモナスが主流を占めるが，15℃以上になるとミクロコッカスも増殖を始める。また，少数ではあるが，大腸菌やサルモネラ属菌などの腸内細菌科の細菌も検出されている。5℃で低温貯蔵した真空包装内では，2～4日後乳酸菌が急速に増殖する。これら

の細菌は，食肉製品の加熱によってほとんど死滅するが，その後のスライスや包装作業により再び食品を汚染する可能性がある。

　食肉製品とは，ハム，ソーセージ，ベーコン，ビーフジャーキー，ローストチキン，コンビーフなどをいう。また，食肉を50％以上含むハンバーグやミートボールなども含まれる。食品衛生法および衛生規範における食肉製品の微生物規格基準を表4－2に示す。食肉加工の成分規格として大腸菌群陰性が要求される。

表4－2　食肉製品の微生物規格基準

分　類	大腸菌群	黄色ブドウ球菌	*E. coli*	その他
乾燥食肉製品			陰性	
非加熱食肉製品		1,000/g以下	100/g以下	リステリア・モノサイトゲネス：100/g以下
特定加熱食肉製品		1,000/g以下	100/g以下	サルモネラ属菌：陰性 クロストリジウム属菌：1,000/g以下
加熱食肉製品 （容器包装後殺菌）	陰性			クロストリジウム属菌：1,000/g以下
加熱食肉製品 （加熱殺菌後容器包装）		1,000/g以下	陰性	サルモネラ属菌：陰性

　特定加熱食肉食品は，その中心温度を63℃で30分間加熱またはこれと同等以上の効力を有する方法以外の方法による加熱殺菌を行ったものである。製造に使用する原料食肉は，と殺後24時間以内に4℃以下に冷却し，保存後の肉塊のpHが6.0以下でなければならないなどの基準がある。加熱食肉製品には，容器包装後に加熱殺菌したものと加熱殺菌後に容器包装したものがある。製造基準は特定加熱食肉製品に準じており，気密性のある容器包装に充填した後，中心部の温度を120℃で4分間加熱殺菌を行う。

　2012（平成24）年，加熱用を除き生の牛レバー（レバ刺し）は販売・提供が禁止された。レバー（肝臓）の内部からも腸管出血性大腸菌が検出されたためである。また，2015（平成27）年には豚肉や豚レバーの生食用としての販売と提供

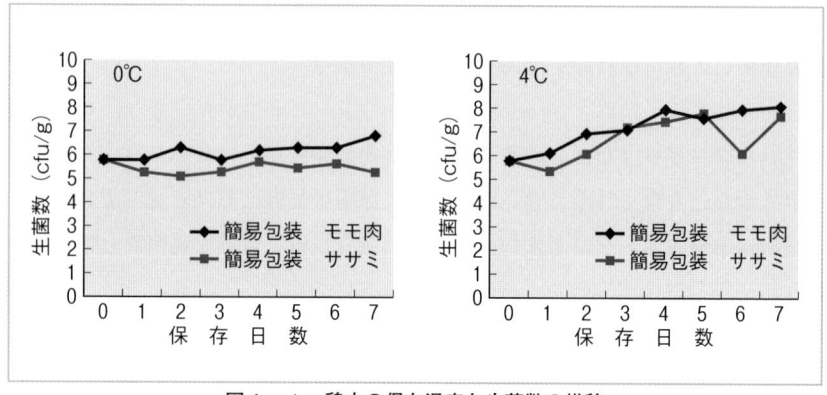

図4-1　鶏肉の保存温度と生菌数の推移

（中川ら　食肉の保存温度と微生物の消長　日本食品微生物学会誌　16　p.127　1999）

が禁止となった。これは豚肉や内臓を生で食べることによるE型肝炎ウイルス，カンピロバクターなどの食中毒菌や寄生虫による食中毒を予防するためである。

　鶏肉を0℃と4℃で保存した場合，4日後0℃保存ではほぼ菌数が変化しないのに対して4℃保存では10^7/gに達している（図4-1）。冷蔵中でもシュードモナスなどの低温細菌が増殖し腐敗しやすくなるので注意が必要である。

（2）衛生のチェックポイント

①　家庭における食肉の取り扱いは，購入時に生肉と他の食材が触れないようにしてすみやかに冷蔵保存する。

②　食肉の保存温度は0～2℃で，冷凍保存はビニール袋で密閉し水分の蒸発と空気による酸化を防ぐ。

③　調理の際，包丁やまないた，台所器具，容器などは他の食材とは必ず別々に使用すること。

2．生鮮魚介類

（1）微生物汚染

　魚介類は，日本人にとって重要な食材の一つである。魚介類は水中で生息するため，一般的には水生微生物が付着するが環境条件により生物相は異なる。特に，漁獲された海水温度が大きく影響する。寒冷海域ではシュードモナス，アクロモバクター，ビブリオなどの低温細菌が多く，熱帯地域ではバチルス，ミクロコッカスなどの中温細菌が多い。シュードモナスなどの低温細菌は5℃付近でも増殖するため，販売および家庭での冷蔵保存を過信してはならない。

　鮮魚を滅菌した容器に入れ，乾燥しないように20℃で保存したときの微生物相の変化を見た（表4－3）。表皮ではシュードモナス，ビブリオが増加するが，フラボバクテリウムが減少している。エラでは，ビブリオ，エロモナスが増加し，シュードモナス，アシネトバクター，フラボバクテリウムなどが減少した。

　このように表皮やエラにはビブリオとシュードモナスが95％を占めているため，衛生管理の面で最も問題となる腸炎ビブリオによる食中毒を起こす可能性

表4－3　サバの切り身の汚染経路追跡試験結果

微生物	表皮（%）		エラ（%）		腸（%）	
	0日	7日	0日	7日	0日	7日
ビブリオ	6.9	24.1	51.6	80.0	96.7	82.7
エロモナス	0	0	3.5	16.7	0	13.8
シュードモナス	20.7	48.3	24.1	3.3	0	0
アシネトバクター	20.7	20.7	6.9	0	0	0
フラボバクテリウム	34.4	0	3.5	0	0	0
コリネ型菌	10.3	6.9	6.9	0	3.3	3.5
ミクロコッカス	0	0	3.5	0	0	0
酵　　母	3.5	0	0	0	0	0

（小林秀光　微生物学（第3版）　化学同人　2012）

が高い。腸炎ビブリオ（*Vibrio parahaemolyticus*）は海水生息菌であり，過去，日本での魚介類が原因となる食中毒では最も発生件数が多かった。しかし，1999（平成11）年以降は減少している。腸炎ビブリオは，真水での洗浄，加熱，食酢に弱いが，3％前後の食塩存在下でもよく増殖するので，必ず低温（4℃以下）で保存し調理過程において二次汚染しないように十分気をつける。

2017（平成29）年，わが国に輸入される生鮮魚介類は年間248万トンで，中国とアメリカが6割を占めている。かつて，輸入された冷凍エビ，タコ，イカなどからコレラ菌が検出されたこともあり，輸入時の検査が重要である。コレラ菌（*Vibrio cholerae*）はグラム陰性通性嫌気性桿菌である。2007（平成19）年の感染症法改正により，細菌性コレラは三類感染症に指定された。

（2）衛生のチェックポイント

①　生きている魚の筋肉中には微生物は存在しないことから，凍結保存により鮮度を保持しながら流通する。

②　－3℃～0℃付近で保存することが，鮮魚の細胞組織の損傷を少なくする。

③　魚に多く付着している細菌（シュードモナスなど）は，低温貯蔵中でも増殖するため冷蔵保存を過信してはならない。

④　赤身魚は白身魚よりも筋肉が軟化しやすく，微生物汚染を受けやすい。

⑤　魚介類からのまないたや包丁などの調理器具を介する他の食品への二次汚染に気をつける。

3．水産加工品

（1）魚介干物の衛生

干物は魚などの魚介類を干した乾物であり，日本でも古くから各地方で作られる水産加工食品である。干物には，非加熱の素干し，塩干しと，加熱後乾燥させる煮干し，焼干し，節類などがある。煮干しやかつお節など加熱処理をし

た製品は水分含量が低いため，衛生上あまり問題はない。しかし，近年の消費者ののし好変化により，減塩や高水分の製品が市場を占めるようになった（表4－4）。さらに，減塩志向から塩分含量も少ないため腐敗しやすく，食品衛生の観点から好ましくない状態である。

　イワシ，サンマには不飽和脂肪酸が多く含まれており，油脂の酸化により過酸化物が生成し食中毒の原因となる。また，サンマ，アジ，イワシのみりん干しのアレルギー様食中毒にも注意が必要である。これらの赤身の魚に含まれるアミノ酸（ヒスチジン）が腐敗細菌によって分解されてヒスタミンが生成されて食中毒を起こす。

表4－4　主な干物製品の水分含量

品名		水分（%）
イワシ	煮干し	15.7
	みりん干し	18.5〜33.5
	丸干し	40.1
	めざし	56.0〜59.0
アジ	開き干し	60.0〜68.4
ニシン	みがき	60.6
カツオ	なまり節	58.8
	かつお節	15.2
サバ	開き干し	50.1
サンマ	開き干し	59.7
シシャモ	生干し	67.6
イカ	するめ	20.2

（文部科学省　日本食品標準成分表
2020年版（八訂）　2020）

（2）魚肉練り製品

　魚肉練り製品には，かまぼこ，ちくわ，魚肉ソーセージなどがある。このうちかまぼこは水産加工食品中で最も生産量が多く，食品衛生法で規格基準（成分規格・製造基準）が定められている。成分規格では大腸菌群は陰性，製造基準の中に使用する砂糖，でんぷん1 g当たりの芽胞数が1,000以下でなければならないと明記されている。かまぼこの製造は，魚肉のすり身の中心温度を75℃で加熱処理されるが，その後の二次汚染によるネトやかびの発生が問題となる（表4－5）。二次汚染は，空中落下菌，加工工場の器具，包装材や作業員の手指などが原因となる。

（3）衛生のチェックポイント

①　魚介干物の塩分濃度は4〜6％と低いことから，細菌の繁殖に注意する。

②　干物の水分含量は20〜60％と高く細菌が繁殖しやすいため，包装して低

表4 - 5　かまぼこの変質とその原因菌

変質名称	変質現象	原　因　菌	汚染原因
典型的ネト	透明な水滴様のネトが表面に生ずる。	*Leuconostoc mesenteroides*	二次汚染
赤いネト	表面に赤色の粘質物が発生し，全体を被うようになる	*Serratia marcescens*	二次汚染
その他のネト	表面に乳白色，黄色などさまざまの色の粘質物が発生する	*Streptococcus* *Micrococcus* *Flavobacterium* *Achromobacter*	二次汚染
発かび	かびが表面に発生し，全体を被うようになる。	*Penicillium* *Aspergillus* *Mucor*	二次汚染
褐変	表面の一部が褐色に変化し，表面全体はさらに製品内部にまで褐変が進行し，やがて黒色に近い色になる。	*Achromobacter brunificans* *Serratia marcescens* *Enterobacter cloacae*	原材料から （殺菌不足） 二次汚染
軟化	内部または表面で部分的に肉がもろく崩れ，進行すると全体がブヨブヨになる	*Bacillus licheniformis*	一次汚染 （殺菌不足） 二次汚染

（河端俊治編　新訂加工食品と食品衛生　p.338　新思潮社　1984　より一部改変）

温保存する。

③　イワシ，サンマなどの赤身魚は，アレルギー様食中毒に注意する。

4．野菜・果実類

（1）野菜，果実の品質低下

　野菜や果実の表皮には，無数の微生物が付着している。野菜・果実の品質低下の原因は，微生物による外的要因と野菜自体の呼吸作用による内的要因がある。この呼吸作用は発熱によって水分が蒸発し，組織が軟弱となりかびや細菌が発生する。生鮮野菜の切断により，エチレンが生成され呼吸量の上昇と褐変が促進される。切断による野菜の呼吸量の上昇率は，種類によって異なり0〜10℃の低温よりも20℃で高くなる（表4 - 6）。

表 4 - 6　生鮮野菜およびカット野菜の温度別呼吸量（CO_2mg・kg^{-1}・h^{-1}）

野菜	タイプ	0℃	5℃	10℃	20℃
サヤインゲン	生鮮	13.0	29.0	52.0	131.0
	カット	14.0	29.0	78.0	156.0
ズッキーニ	生鮮	13.0	30.0	57.0	144.0
	スライス	12.0	24.0	47.0	161.0
キュウリ	生鮮	2.7	4.3	6.6	15.0
	スライス	3.4	5.4	9.7	45.0
ピーマン	生鮮	7.0	8.0	13.0	68.0
	スライス	7.0	6.0	14.0	105.0
トマト	生鮮	1.6	2.3	4.7	20.2
	スライス	1.4	3.0	10.0	35.0

（泉秀実　カット野菜の品質特性と微生物的安全性 日本食品保蔵学会誌VOL.27　p.146　2001）

　近年，鮮度保持剤としてカット野菜に浸漬あるいはスプレー処理による可食性の被膜剤（EC）が利用されている。ECは，カット野菜を被膜で覆うことで香気成分と水分蒸散を抑制する働きがある。また，CA貯蔵（窒素約90〜96％，酸素2〜5％，二酸化炭素2〜5％）を利用した低温管理による鮮度保持方法もある。

　生鮮農産物の中で，加熱せずに生食される野菜や果物の微生物管理も重要である。一般に野菜に付着している一般生菌数は，1g中にキュウリやキャベツでは10^5〜10^6，ピーマン，レタス，ホウレンソウにも10^4と多い。その中でキュウリとニンジンには，最大10^5/gの大腸菌群が検出されている（表4-7）。

表 4 - 7　生鮮野菜の細菌数

野菜	一般生菌数（CFU/g）	大腸菌群数（CFU/g）
キュウリ	10^5〜10^6	10^4〜10^5
ピーマン	10^3〜10^4	10^2〜10^3
キャベツ	10^5〜10^6	10^3〜10^4
レタス	10^4〜10^6	10^3〜10^4
ホウレンソウ	10^4〜10^5	10^3
ニンジン	10^4〜10^6	10^3〜10^5
ジャガイモ	10^3〜10^5	10^2〜10^3

（泉秀実　カット野菜の品質特性と微生物的安全性　日本食品保蔵学会誌VOL.27　p.148　2001）

これらの野菜から，腐敗菌や食中毒の原因となる細菌が確認されることもある。無処理のレタスに付着していた一般生菌数（10^6 CFU/g）は，次亜塩素酸ナトリウム水溶液と電解水処理によって10^4CFU/gまで減少させることができる（図4 - 2）。野菜・果実類は，農場から食卓までの一貫した衛生管理が必要である。カット野菜などは，栽培から収穫後，消費に至るまでHACCP方式と衛生規範により衛生管理を行っている。

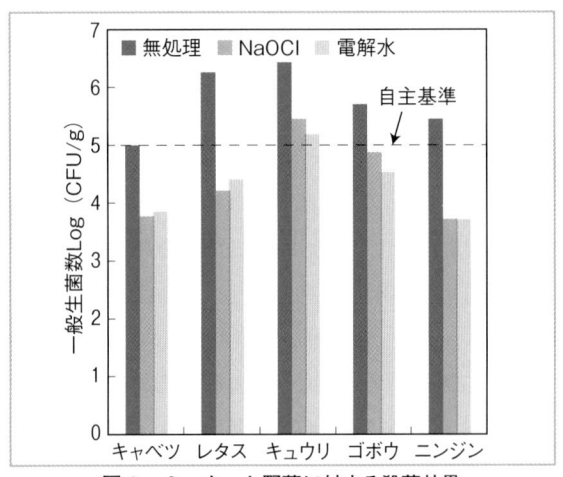

図4 - 2　カット野菜に対する殺菌効果

（HACCP手法によるカット野菜の衛生管理マニュアル　食品産業センター　2013　p.42）

（2）衛生のチェックポイント

① 　野菜・果実の鮮度を保持するため，輸送，貯蔵の際の損傷によるエチレンの生成を抑える。

② 　青果物の鮮度保持は，呼吸や栄養素の分解抑制のため低温管理を行う。

③ 　家庭での野菜の保存は，ホウレンソウ，アスパラガス，ハクサイなどは立てて冷蔵庫に入れる。

④ 　リンゴやメロンはエチレンガスを多量に発生するので，野菜と別に保存したほうがよい。

5．牛乳・乳製品

（1）異常乳の判別

　日本では乳牛の99％がホルスタイン種で，1頭当たりの乳量は年間 6,000〜8,000kgである。乳牛の搾乳期間は，出産後300〜330日間である。原料乳の受け入れ段階の異常乳（初乳，高酸度乳，異物混合乳，貧乳，乳房炎乳，末期乳）のチェックは，牛乳・乳製品の品質に大きく影響を与えるため，完全な衛生管理体制が必要である。

（2）乳製品の微生物汚染

　食品衛生法に基づく「乳及び乳製品の成分規格等に関する省令（乳等省令）」では，原料乳では400万/mL以下，飲用乳・乳飲料では50,000〜30,000/mL以下および大腸菌群は陰性としている（表4−8）。

　牛乳，飲用乳，乳飲料などの液状乳製品は10℃以下で保存，流通が義務づけ

表4−8　乳・乳製品の微生物学的規格（厚生労働省）

食品	細菌数	大腸菌群
原料乳（生乳）	400万以下（1 mL当たり）	−
飲用乳（牛乳）	50,000以下（1 mL当たり）	陰性
（脱脂乳）	50,000以下（1 mL当たり）	陰性
（加工乳）	50,000以下（1 mL当たり）	陰性
乳飲料	30,000以下（1 mL当たり）	陰性
クリーム	100,000以下（1 mL当たり）	陰性
バター	−	陰性
アイスクリーム	100,000以下（1 g当たり）	陰性
アイスミルク	50,000以下（1 g当たり）	陰性
ラクトアイス	50,000以下（1 g当たり）	陰性
脱脂粉乳	50,000以下（1 g当たり）	陰性

られている。低温細菌群のシュードモナス属，アルカリゲネス属，フラボバクテリウム属などの細菌は，乳脂肪を分解して不快臭を発生させる。

　粉乳は，水分3％前後の乾燥品のため，微生物は繁殖しにくい。アイスクリームなどは，販売店における衛生管理が重要である。

（3）牛乳の加熱殺菌

　食品衛生法に基づく「乳及び乳製品の成分規格等に関する省令」においては，製造方法の基準として，「保持式により摂氏63℃で30分間加熱殺菌するか，又はこれと同等以上の殺菌効果を有する方法で加熱殺菌すること」と定められている。現在採用されている牛乳の殺菌法は，**超高温加熱殺菌法**（ultra high temperature heating process：UHT法，120〜150℃，1〜3秒）が大部分である。**低温殺菌法**は63℃で30分間，**高温殺菌法**は72℃以上15秒間以上の殺菌法である。常温保存可能なロングライフミルク（LL牛乳）は，UHT法で殺菌し無菌充填包装したものである。

（4）製造工程のサニテーション

　わが国の乳製造工場は，狭い敷地内で複雑な製造ラインを組み立てるため，機械，各種タンク，パイプラインの洗浄が重要な課題となる。これらの洗浄には，CIP（cleaning in place）法が乳製品，ビール，清涼飲料などの製造工場で採用されている。乳製品は，最終段階でUHT法による殺菌を行うが，黄色ブドウ球菌が産生するエンテロトキシンは失活しないので，製造過程中の衛生管理が重要となる。

6．鶏　　卵

（1）殻付き卵の微生物汚染

　卵（鶏卵）は栄養価が高く，価格が安定していることから，最も広く利用されている食品の一つである。卵の卵殻にはクチクラという薄い膜があり，この膜

が細菌の侵入を防いでいるが，洗浄したり鮮度が落ちるとクチクラがはがれて細菌が侵入しやすい状態になる。しかし，卵白中には抗菌作用をもつリゾチームやアビジン，オボムコイドなどが細菌の繁殖を防ぐ役割を果たしている。

（2）加 工 卵

　卵およびその加工品による食中毒事件数と事件数全体に占める割合は，2000（平成12）年以降減少傾向にある。

　近年，厚生労働省は「卵およびその加工品」によるサルモネラ食中毒の発生を防止するため，GPセンター（卵選別包装施設）における衛生管理，液卵の衛生対策などを定めた。殻付き卵については，生産段階と流通段階における徹底した衛生対策を示している。食鳥卵の成分規格は，殺菌卵液はサルモネラ属菌が検体25gにつき陰性，未殺菌液卵は細菌数が検体1gにつき100万以下と定められている。

（3）衛生のチェックポイント

①　卵はきれいでひび割れのない，新鮮なものを購入する。

②　産卵日や包装日，期限表示がなされている卵は，日付を確認する。

③　期限表示のある卵は期限表示内に消費する。

④　卵の保管は，10℃以下がよい。

7．惣 菜 類

（1）惣菜製品の種類

　「小規模な惣菜製造工場におけるHACCPの考え方を取り入れた衛生管理のための手引書」（日本惣菜協会）では，惣菜製品を3種類に分けている。

①　加熱しない惣菜・・・・・・野菜サラダ，リパック品　等

②　加熱後に包装する惣菜・・・和え物，煮物，弁当　等

③　包装後に加熱する惣菜・・・ハンバーグ等の袋詰めされた惣菜　等

（2）惣菜製造の流れ

「小規模な惣菜製造工場におけるHACCPの考え方を取り入れた衛生管理のための手引書」には，惣菜製造の流れと食品安全上管理するための重要ポイントが設定されている（表4-9・表4-10・表4-11）。

表4 - 9　加熱しない惣菜の業務の流れ

工程	業務内容	重要ポイント
受入	・受入検査	
保管	・冷蔵保管 ・冷凍保管 ・保管庫の温度管理	
下処理	・下処理作業	
印字	・印字内容の設定・確認 ・ラベル印字 ・アレルゲン表示	
原料殺菌	・原材料の殺菌消毒	原材料の殺菌方法の確認[1]
盛付または充填	・計量 ・包装資材への盛付・充填	
包装	・シーラーでの袋とじ ・包装機の設定・作業	
ラベル貼付	・包装した製品へのラベル貼り ・期限表示シールの貼付け	ラベル貼付け時の製品確認[2]
金属検出機	・異物検査	金属検出機での異物検査[3]
検品	・盛付状態の確認	
出荷	・配送先と出荷数の確認	
配送	・取引先への配送 ・配送中の製品の温度管理	
納品	・引き渡し	

表 4 - 10　加熱後に包装する惣菜の業務の流れ

工程	業務内容	重要ポイント
受入	・受入検査	
保管	・冷蔵保管 ・冷凍保管 ・保管庫の温度管理	
下処理	・下処理作業	
印字	・印字内容の設定・確認 ・ラベル印字 ・アレルゲン表示	
加熱	・**製品中心までの加熱作業** 　**焼く，ゆでる，煮る，蒸す**	加熱時の製品中心温度と加熱時間[4]
冷却	・**簡易冷却　常温放置，流水** ・**冷却機器での冷却** ・**氷水による冷却**	冷却時の製品中心温度と時間[5]
盛付または充填	・計量 ・包装資材への盛付・充填	
包装	・シーラーでの袋とじ ・包装機の設定・作業	
ラベル貼付	・**包装した製品へのラベル貼り** ・**期限表示シールの貼付け**	ラベル貼付け時の製品確認[2]
金属検出機	・**異物検査**	金属検出機での異物検査[3]
検品	・盛付状態の確認	
出荷	・配送先と出荷数の確認	
配送	・取引先への配送 ・配送中の製品の温度管理	
納品	・引き渡し	

表4 - 11 包装後に加熱する惣菜の業務の流れ

工程	業務内容	重要ポイント
受入	・受入検査	
保管	・冷蔵保管 ・冷凍保管 ・保管庫の温度管理	
下処理	・下処理作業	
印字	・印字内容の設定・確認 ・ラベル印字 ・アレルゲン表示	
盛付または充填	・計量 ・包装資材への充填	
包装	・密封処理 ・包装機の設定・作業	
加熱	・製品中心までの加熱 　ゆでる，煮る，蒸す　等	加熱時の製品中心温度と加熱時間[4]
冷却	・冷却機器での冷却 ・氷水による冷却	冷却時の製品中心温度と時間[5]
ラベル貼付	・包装した製品へのラベル貼り ・期限表示シールの貼付け	ラベル貼付け時の製品確認[2]
金属検出機	・異物検査	金属検出機での異物検査[3]
検品	・盛付状態の確認	
出荷	・配送先と出荷数の確認	
配送	・取引先への配送 ・配送中の製品の温度管理	
納品	・引き渡し	

（3）惣菜製造の重要ポイント

　各工程の重要ポイント1)〜5)に従い，衛生管理を実施することが必要である。

1）原材料の殺菌方法

　野菜，果物，鮮魚において次亜塩素酸水等で殺菌した場合，使用する薬剤や希釈液は決められた濃度で殺菌すること。また，製品完成時には除去されてい

ることが必要である。

2）ラベル貼付時の製品確認

製品に異物や包装の破れ等の異常がないこと，ラベル表示内容が性格であることを確認する。

3）金属検出機での異物検査

製品内に金属異物が混入していないことを確認し，製造日報に製造日，確認者，製品名等を記入し，保存する。

4）加熱時の製品中心温度と加熱時間

製品への加熱が不十分とならないよう，最も火の通りづらい製品の中心温度と加熱時間を確認する。

5）冷却時の製品中心温度と冷却時間

製品の冷却が不十分とならないよう，製品の特性にあわせて冷却時の製品の中心部分の温度と冷却時間を確認する。

8．弁当，おにぎり，米飯，調理パン

（1）弁　　当

黄色ブドウ球菌は，一般的に手指，皮膚，頭皮に存在している食中毒菌である。調理従事者の手指から検出されることが多いため，弁当におかずを盛り付ける際，調理品が汚染される可能性がある。

「仕出し弁当のHACCPの考え方を取り入れた衛生管理手引書」（日本弁当サービス協会）では，製造にあたってのポイントがあげられている。①揚げ物，焼き物等は，中心温度が75℃1分以上で加熱されていること。②カレーやソース類は，加熱後に冷却用容器に移してから，攪拌しながら2時間以内に20℃以下，続く4時間以内に5℃以下に冷却すること。③生野菜は流水で3回以上水洗いし，中性洗剤で洗浄後，再度流水で十分すすぎ洗いをすること。④漬物，冷奴等は，食品の状態（外観・におい等）に異常がないか，保管温度が適切かどうかチェックすること。

（2）おにぎり

　おにぎりの汚染源として，成型（にぎり）過程での型抜き用の器具の汚染と，型抜きを使用しない場合には，手指，塩水などの汚染がある。ブドウ球菌による汚染が年間を通して多く，原因は調理従事者の手指を介しての汚染と考えられる。汚染を予防するためには，作業前の入念な手指の洗浄，殺菌が重要である。また家庭内においては，おにぎりを手で直接にぎることは避け，食品包装用ラップフィルムを使用してにぎると手指からの連鎖球菌や黄色ブドウ球菌による汚染を防ぐことができる。

　近年，コンビニエンスストアや惣菜店などで手軽におにぎりが購入できるようになった。それぞれ購入直後と消費期限過ぎまで室温で保存したもの18個のおにぎりの黄色ブドウ球菌を調べたところ，コンビニエンスストアのおにぎりはすべて陰性であったが，惣菜店のおにぎりは購入直後で陽性が1個，消費期限過ぎまで保存したものは2個が陽性であった（表4-12）。

表4-12　おにぎりの黄色ブドウ球菌による汚染

	コンビニエンスストア（購入直後）		コンビニエンスストア（期限過ぎまで保存）		惣菜店（購入直後）		惣菜店（期限過ぎまで保存）	
	陰性	陽性	陰性	陽性	陰性	陽性	陰性	陽性
中心	18	—	18	—	17	1	16	2
外側	18	—	18	—	17	1	16	2

（民谷万里子　市販おにぎりの細菌汚染および保存による細菌の挙動　実践女子大学生活科学部紀要第46号　pp.15-21　2009）

（3）米　　　飯

　白米には，バチルス・メガテリウム（*Bacillus megaterium*），セレウス菌（*B. cereus*），枯草菌（*B. subtilis*），ミクロコッカス，アスペルギルスなどがみられる。これらは1g当たり10^5〜10^6個程度存在している。炊飯直後は，バチルス以外の菌は死滅し，10^2〜10^3個程度のバチルスが残存する。この米飯を25〜40℃に保温しておくとバチルスは急速に増殖し，米飯は腐敗する。バチルスの他，セレウス菌，枯草菌も増殖するため，米飯は徐々に酸性化し生菌数は1g当たり

10⁸個に達する。炊飯後の温度管理が悪いとチャーハンやピラフでのセレウス菌による食中毒が起こるので，注意が必要である。

　加工米飯には，レトルト米飯，無菌化包装米飯，冷凍米飯，チルド米飯，缶詰米飯，乾燥米飯などがある。品目は白飯，赤飯，おかゆ，冷凍食品の焼きおにぎりなど多くの加工米飯が販売されている。これらの商品は，食品製造工場で衛生的に大量に製造される。115℃，50〜60分間または120℃，20〜30分間レトルト殺菌されるため，バチルスなどの芽胞菌も完全に死滅する。レトルト米飯は12か月，無菌包装米飯は6〜10か月の常温保存が可能である。

（4）調理パン

　食パンのパン生地中に残存しているバチルスや，かびが繁殖しやすい。調理パンは，パンに挟み込むサンドウィッチの具，ハンバーグ，コロッケなどの衛生管理が重要となる。サンドウィッチに使用する具の組み合わせで多いのは，ハム，マヨネーズ，卵，生鮮野菜などである。これらの具である副材料の微生物汚染に注意し，使用する包丁，器具の洗浄と殺菌を十分行うことが必要である。販売店においては，商品をできる限り低温に保管して，パン中の具の微生物増殖を阻止するように努める。

9．食用油脂，および油脂を多く含む食品

（1）油脂の劣化と食中毒

　てんぷら油やサラダ油として用いられる食用油の材料は，大豆油，菜種油，コーン油，米ぬか油，ゴマ油，綿実油などである。この油脂を構成する脂肪酸には不飽和脂肪酸（オレイン酸，リノール酸，リノレン酸）と飽和脂肪酸（パルミチン酸，ステアリン酸，ミリスチン酸）があり，油脂の変敗に関与するのは主に不飽和脂肪酸である。二重結合を有する不飽和脂肪酸は，酸素，光，熱，重金属および食品中の成分などにより，加水分解や酸化反応が起こり，食品の劣化と食中毒の原因となる。

油脂の劣化防止には，以下の点に注意する。①油脂は180℃前後で使用することが好ましい（あまり高温で使用したり，長時間調理に用いると，分解によりグリセロールが生成し，さらに脱水分解してアクロレインとなり，俗に「油酔い」という軽い中毒現象が起こる）。また揚げ物の順番は，野菜，次にエビやイカ，最後に魚や肉がよい。②鉄製のフライ鍋は油脂の酸化を促進するので，ステンレス製またはアルミニウム製鍋を使用する。③冷暗所に保存し，使用済み油を新しい油に戻さない。使用後の油は，キッチンペーパーなどを用いて揚げかすを取り除く。④開封後2か月で使いきるのが理想的である。

（2）油脂を多く含む食品と脱酸素剤

　油脂を多く含む食品には，即席めん，ポテトチップス，ドーナツ，かりん糖など油で揚げたものとクッキー，ウエハースなどのように油脂を添加した洋菓子など数多くの商品が販売されている。食品衛生法において油菓子とは「油脂で揚げる，炒めるまたは吹き付け塗布する等の処理をした菓子で，油脂分を素脂肪として10％（重量％）以上含むものをいう」と規定されている。

　厚生労働省では，油脂を多く含む菓子の製造および取り扱い上の指導として，菓子指導要領（昭和52年厚生省環境衛生局長通知，環食第248号）を示している。その内容は，製造施設，原材料の管理，製造工程中の油脂の劣化防止，容器包装および表示，製品管理などについて詳細な指導要領である。

　そして品質管理では，製品中に含まれる油脂の酸価が3を超え，かつ過酸化物価が30を超えるものであってはならない。

　油脂を多く含む製品中の変敗防止は，酸素による油脂の酸化をいかに防止するかである。

　最近，最も多く利用されているのが，包装食品中の酸素を酸化鉄の働きによって除去する脱酸素剤の使用である。脱酸素剤には，食品中の水分含量により**高水分用脱酸素剤**と**低分子用脱酸素剤**があり，油脂を多く含む食品は水分含有量があまり高くないので，後者の脱酸素剤が使用される。低水分用脱酸素剤は25℃，48時間で袋の内部に存在する酸素を完全に吸収することができる。これ

らのことを考慮すると，開封後の商品管理においても空気に触れないように，気密性の高い容器で保管することが必要である。

10. 冷凍食品

（1）食品の凍結と保存

　冷凍食品とは，さまざまな食品の品質（風味・食感・色・栄養・衛生状態など）を保持しつつ，急速に凍結して−18℃以下で保存したものである。微生物の発育を抑制し，食品の長期間保存を可能にする保蔵方法である。

　冷凍食品の品質を左右するのは，加熱調理後の**凍結速度**と**貯蔵温度**である。たとえば，食肉などの細胞組織は網目構造になっているので，組織中の水分の氷結による氷結晶が成長して肉組織を損傷する。このような食肉を解凍すると多量のドリップ（細胞内から流出する液汁で，呈味・栄養成分を含む）を流出して品質が低下し，栄養豊富な液汁により短時間で微生物が繁殖する。凍結速度は，調理済み食品を−35〜−45℃の凍結庫内で短時間に食品の中心温度を−18℃以下にすることによって，よい品質を得ることができる。急速凍結した食品は，氷の結晶が小さく，組織の損なわれ方が少ないため上手に解凍すれば，凍結前の状態に近い食品に戻る。

（2）冷凍食品の衛生管理

　食品衛生法による冷凍食品の成分規格（微生物基準）では，「冷凍食品とは製造し，又は加工した食品（清涼飲料水，食肉製品，鯨肉製品，魚肉ねり製品及びゆでだこを除く）及び切り身等又はむき身にした鮮魚介類（生かきを除く）を凍結させたものであって，容器包装に入れられたものに限る」と定義されている。冷凍食品は，加工段階で加熱が行われているかどうか（凍結前加熱済みあるいは凍結前未加熱）に分類され，成分規格すなわち微生物基準が設定されている（表4−13）。

　冷凍食品の衛生管理は，原材料の受け入れ時における保存管理が重要で，食

表 4 - 13　冷凍食品の成分規格（微生物基準）

分類	1 g 当たり細菌数（生菌数）	大腸菌群	E. coli	腸炎ビブリオ最確数
無加熱摂取冷凍食品	10万以下	陰性		
加熱後摂取冷凍食品（凍結前加熱済み）	10万以下	陰性		
加熱後摂取冷凍食品（凍結前未加熱）	300万以下		陰性	
生食用冷凍鮮魚介類	10万以下	陰性		100/g以下

肉，魚肉などの冷凍原料は－25℃以下の冷凍庫，野菜は 0 ～ 5 ℃で冷蔵庫，パン粉，小麦粉，調味料は10～18℃前後の常温で保管する。

（3）衛生のチェックポイント

① 　氷結晶を成長させないように，輸送や販売時の温度変化（－18±2℃）を最小限にとどめる。

② 　家庭の冷凍庫を－18±2℃に温度管理することは難しいため，冷凍食品の大量購入や長期間保存を避ける。保存は，購入後 3 か月以内とする。

③ 　乾燥や油焼け防止のために，開封後は袋の中の空気を抜いてフリーザーバッグなどで保存する。

④ 　必要量だけ解凍する。再冷凍は緩慢凍結になるため，氷結晶が成長して品質が低下する。

5

家庭における食品の安全保持

★ 概要とねらい

　2018〜2020（平成30〜令和２）年の食中毒統計によれば，原因施設が判明したもののうち，家庭における発生は事件数が163件，151件，166件でいずれも第２位であった。患者数は224名，314名，244名で第７位，第６位，第７位，死者数はいずれも３名であった。家庭での食中毒は近年，小家族のために患者数は少ないが，事件数，死者数は上位を占めている。これらの統計上の数値は届出されたものであり，医師の診断を受けていない場合や軽症例などもあり，実数ははるかに多いと考えられている。このようなことから食中毒を防ぐには，家庭における食品の安全保持は重要なこととなってくる。

　家庭で食品の安全を保持をするのに，食品自体を衛生的に取り扱うのは当然なことである。これに加えて，まないた，包丁，ふきん，手指の洗浄法，洗剤や漂白剤の使用方法，冷蔵庫や冷凍庫の使い方なども衛生上は大切である。

　家庭における食品などの安全保持はレストランの厨房，食品工場における製造加工などにおいても十分に役立つ知識である。フードスペシャリストとして，微生物の汚染源になる台所用品，冷蔵・冷凍庫，電子レンジなどの取り扱い，およびヒトの衛生状態などと食品との関係を理解し，習得することはたいへんに重要である。また，感染症などに感受性が高い乳児の哺乳びんの洗浄，消毒法についても記載した。

1. まないた，包丁，ふきんと食品

　まないた，包丁，ふきんは，台所，厨房内の必需品で，自然界でとれた食品類をヒトの手指を介して取り扱うため，自然界やヒト由来の微生物が多数付着していることは当然である。また，調理の際，食品やヒトから由来する有機物などが付着しやすく，いつでも微生物の栄養源になり得る。よって，これら調理器具の洗浄，消毒は台所などでは基本的に必要であることはだれでも知っているが，具体的にどのように実施するか，正確な対応は意外に知られていない場合が多い。ここでは各調理器具の洗浄，消毒や食品の取り扱いなどを中心に述べる。

（1）まないた
　まないたは木製のものとプラスチック製（合成）のものとがあり，前者はヒノキ，ホオ，イチョウなどがよく使われるが，水といっしょに微生物や食品のエキスがしみ込むため，微生物は増殖しやすく，殺菌しても表面的であり，内部まで効果が浸透しないという欠点がある。生食用刺身で木製まないたを使うことを禁止しているところが多いのはこのためである。後者は汚れが材質中にしみ込まないという利点はあるが，表面に微生物が付着している点は木製と変わりなく，また表面に傷もつきやすく，熱湯消毒を何回も行っていると「すわり」が悪くなり，取り扱いのとき事故につながる場合があるという欠点もある。
　まないたの微生物の汚染状況調査は多数行われているが，そのなかから一般細菌数（生菌数）5,000以下のものをあげると，木製で65.6%，合成で79.4%であり，大腸菌群も同様の傾向がみられているので，微生物学的には両者は大差はないと考えられる。したがって，まないたの洗浄，消毒は非常に重要である。
　図5－1にまないたの洗浄，消毒の一例を示す。図を説明すると，①タワシに洗剤をつけて油脂を落とす，②流水で洗剤をすすぐ（その後乾燥しながら紫外線を照射してもよい），③まないた上に清潔なふきんをひろげてその上に消毒液

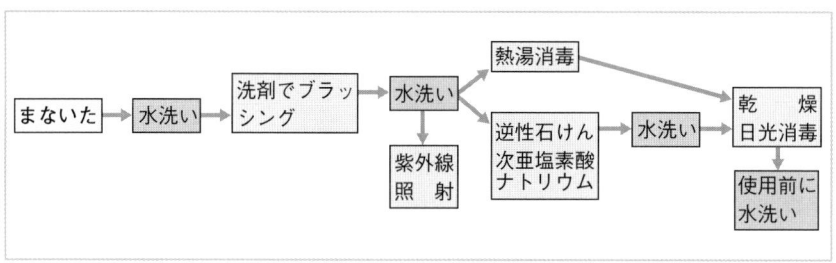

図5-1　まないたの洗浄，消毒

（200ppmの次亜塩素酸ナトリウムあるいは0.1％の逆性石けん）をかけ5分間放置するか，あるいは熱湯消毒を行う，④流水で消毒液を洗う，⑤乾燥，⑥使用直前に水洗いを行う。この操作により，生菌数$10^{5~6}$/100cm^{2}あったものが$10^{1~2}$/100cm^{2}に減少し，大腸菌群は0になるが，通常，普段の手入れでは，①，②のあとに熱湯をかけ，乾燥させて終える。

　また，まないたは魚介類用，食肉用，野菜用とそれぞれ専用のものを使用することが望ましく，使用した食品は室温で長時間放置しないことが重要である。

（2）包　　丁

　包丁もまないたと同様，調理施設などでふき取り検査を行うと生菌数$10^{5~8}$/100cm^{2}検出されることが多く，大腸菌群は70～80％が陽性で，なかには黄色ブドウ球菌が検出される場合もある。そして，どのような食品に使用したかの検査では，野菜類だけの場合と肉類，野菜類と兼用で使用した場合の包丁に生菌数，大腸菌群がともに多く検出された。

　対策としては図5-1に示した操作と使用直前に80℃以上の熱湯に2～3分間浸漬，また食品添加物として許可されている次亜塩素酸ナトリウムや食品成分であるエタノール（60～85％）などを用いると，生菌数は$10^{1~2}$/100cm^{2}とかなり減少し，大腸菌群，サルモネラ属菌，黄色ブドウ球菌，腸炎ビブリオなどは検出されなくなる。

　また，食品を包丁で細切すると細胞破壊が起こり，ゆでたものなどは可溶性物質が流失して，微生物が増殖しやすくなったり，酸化を受けやすくなったり

する場合もあり，保存および調理時にも注意を要する。

（3）ふ　き　ん

　ふきんは昔から，その家の衛生水準を知るバロメーターであるといわれる。材質はサラシ木綿，レーヨン・麻の混紡，タオル地などがあるが，汚れを吸い取る力が強く，洗濯により汚れが落ちやすく乾燥も速いなどの点から，サラシ木綿（約30cm角）がよく用いられている。

　一般にふきんは100cm^{2}当たり生菌数10^7〜10^8，大腸菌群10^5〜10^8が付着しているが，台所洗剤で洗浄後，室内乾燥でそれぞれ10^5と10^3に，屋外乾燥で10^3と0になり，100℃，10分間の加熱ではそれぞれ10^2と0に，0.5％の漂白剤に10分間浸漬すると生菌数も大腸菌群も0となった。一般に，ふきんの洗浄，殺菌は図5−2のように行う。そして，まないた，包丁，食品をふき取るときは，同じふきんを何回も使用しないようにする。

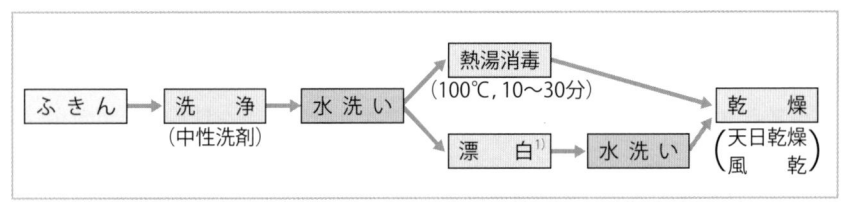

図5−2　ふきんの洗浄，殺菌

　　1）ふきんの漂白：次亜塩素酸ナトリウム溶液（5〜6％）を原液のままか，水で2
　　　　倍に薄めたものの中に5〜6時間浸漬する。容器は金属を避けプラスチック製に
　　　　し，水洗い時はゴム手袋を使用する。後述の漂白剤の使用法参照。

（4）ヒトの手洗い

　調理器具のほかに，もう1つの重要な汚染源としてヒトの手指がある。調理する際の手洗いは二次汚染防止の点からも重要である。手洗いは手術前に行う外科医の手洗いが模範となっている。各種消毒薬と微生物との関係を表5−1に示す。前述した次亜塩素酸ナトリウムはかなり微生物に有効であることがわかる。また，これは野菜，果物などの食品の消毒に使用される。

表5-1 各種消毒薬と微生物との関係

消毒薬	細菌						真菌	ウイルス			作用機序
	グラム陽性菌			グラム陰性菌		結核菌		一般ウイルス	B型肝炎	HIV**	
	一般細菌	MRSA*	芽胞	一般細菌	緑膿菌						
消毒用エタノール	○	○	×	○	○	○	△	○	○	○	たんぱく質変性,溶菌,代謝機構の阻害
次亜塩素酸ナトリウム	○	○	△	○	○	△	○	○	○	○	HOClによる酵素たんぱく質,核たんぱく質のSH基の酸化,破壊
グルコン酸クロルヘキシジン	○	○	×	○	○	×	△	△	×	×	細胞膜の破壊,たんぱく質と結合し,たんぱく質の変性
逆性石けん	○	△	×	○	△	○	○	○	×	×	陽イオンが微生物に侵入して必須イオンを追い出す
ポビドンヨード	○	○	△	○	○	○	○	○	○	○	ヨウ素 (I_2) の酸化力によりたんぱく質構造を障害

○:有効 △:効果弱い ×:無効
＊MRSA:メチシリン耐性黄色ブドウ球菌。多くの種類の抗生物質に耐性を示す。
＊＊HIV:ヒト免疫不全ウイルス

2. 冷蔵庫, 冷凍庫と食品

　冷蔵庫, 冷凍庫は, それぞれ食品を0～5℃の低温, -18℃以下の凍結状態に保持して, 食品を変質させる酵素の活性や微生物の増殖を抑制し, ある程度の期間,食品本来の衛生と品質を保存するものである。家庭用には, 0～-3℃のチルド室や-18℃以下に保存できる冷凍室などを備えた冷凍冷蔵庫が広く普及している。

(1) 冷 蔵 庫

　冷蔵庫は, 微生物の増殖阻止あるいは遅延が主な目的である。業務用冷蔵庫

では周囲が30℃の場合－5〜10℃の範囲でコントロールでき，最低到達温度は－8℃以下となっており，室温30℃で10秒開くと10℃以上も上昇し，もとの庫内温度になるまで15〜20分かかるといわれている。したがって，隔測温度計を庫内中段に取りつけ，3〜5℃以下に保つようにする。

　微生物には，7℃またはそれ以下の低温で増殖可能な菌群で増殖最適温度15〜20℃の**低温細菌**，5℃以下あるいは50℃以上では増殖できず25〜40℃を最適温度とする**中温細菌**，30℃以下では増殖できず55〜70℃を最適温度とする**高温細菌**があり，冷蔵庫内に食品などを入れた場合，中温細菌と高温細菌は増殖が阻止されるが，低温細菌には速やかに増殖するものがあるため，冷蔵庫の過信は禁物である。

　食品保存は庫内容積の50〜60％程度とし，プラスチックフィルムなどで種類別に分けたり，調理済み食品は予冷をしてから入れ，先入れ先出しを励行する。また，各食品の最適保存温度を考え保蔵するとよい。表5－2に冷蔵・冷凍庫内の温度と食品との関係を示す。サトイモ，サツマイモ，ナス，トマト，バナナのように冷蔵すると品質が低下する食品もあるので注意する。

表5－2　冷蔵・冷凍庫内の温度と食品との関係

温度（℃）	食　　　品	保存場所の名称（某メーカー例）
7	白ワイン，米	ワイン
3	ドリンク類，野菜	冷蔵／野菜
1	乳製品，チルド食品	チルド
－3	肉，魚，その加工品，加熱調理するブロック肉や一尾魚	パーシャルフリージング
－7	肉，魚，カレーのルウ	ソフト冷凍（1〜2週間で使用）
－18	冷凍食品，調理済み食品	冷凍

　庫内は温度が上昇すると空中落下菌も増加し，冷蔵庫のふき取り検査を行うと取っ手，ドア内側の壁，庫内の壁，台の上などでいずれも生菌数，大腸菌群が検出されていることが報告されている。

　したがって，庫内の清掃は，①水でふき取る，②台所用洗剤で洗浄後，水ぶきをする，③次亜塩素酸ナトリウムでふき取るの3つの方法がある。①，②の

操作で生菌数は 1 / 3 ～ 1 / 5 に減少し，③まで行うと生菌数は 1 /10以下になり，大腸菌群も 0 になったとの報告が多い。よって，油脂や落ちにくい汚れは洗剤でふき取り，次亜塩素酸ナトリウムで殺菌すればよいことになる。庫内の清掃は週 1 回は必ず行うようにする。

　また，日持ちのよい加工食品（スナック菓子，缶詰，牛乳，乳製品など）には賞味期限を，製造日を含めておおむね 5 日以内に品質が劣化する食品（弁当，惣菜，食肉，生めん類など）には消費期限が記載されているので，表示をよく見ておく必要がある。

（2）冷　凍　庫

　通常の食品の氷結点は－ 1 ℃前後（－0.5～－ 2 ℃）である。さらに冷却すると，－ 5 ℃あたりで食品中の水分の約70～90％が氷結晶に変わり，全体として凍結状態を呈する。氷結点より高い温度域での冷蔵では，食品の構造や品質はほとんど損なわれない。水が氷に変わると体積は約 9 ％膨張し，食品の細胞や組織が破損されて，テクスチャーなどの変化が起こる可能性がある。しかし，食品を－10℃以下に貯蔵すれば微生物の生育に伴う品質低下は事実上問題ではなくなり，また酵素反応や食品成分間の化学反応も抑制されて，長期間の保存が可能になる。一般に冷凍食品は－15～－18℃以下に保存する。このような凍結状態を保つために冷凍庫が用いられる。

　業務用冷凍庫は周囲温度30℃の場合，庫内温度を－15～－22℃の範囲でコントロールでき，最低到達温度は－25℃以下であり，45分以内に 5 ℃，60分以内に－15℃になることになっている。

　食品の冷凍は表 5 － 2 にも示したが，食品衛生法では，冷凍食品は－15℃以下保存となっている。また，集団給食などで使用する食品あるいは調理済み食品は食品ごとに約50gを－20℃以下で 2 週間以上密封して保存することになっている（検査用食品で「検食」という）。日本冷凍食品協会では食品の品温は－18℃以下にして，製造後 1 年間くらいは品質が変わらないようにしている。

　食品の冷凍保存中に一部の微生物は徐々に死滅するが，大多数の微生物は増

殖を停止しているだけで，生存状態にある。したがって，解凍中に微生物の増殖が再開して汚染を起こさせないために，解凍終温度が0℃よりあまり高くならないように注意する。食品の品質低下を招かないためには，原則として急速な解凍が望ましい。解凍方法には空気解凍（冷蔵庫内や室内），水解凍，誘電加熱解凍（電子レンジ），調理解凍（冷凍食品などの場合）などがある。

3. 電子レンジと食品

電子レンジは，周波数2,450メガヘルツ（MHz）のマイクロ波による誘電加熱を効率的に利用できるように組み立てた家庭用調理器具である。食品中の水分子のような小さな分子はマイクロ波エネルギーを吸収して非常に激しい回転運動を起こす。その結果，摩擦熱を生じ，内部から発熱する。マイクロ波はガラス，陶磁器，プラスチック類は透過するので，容器ごと加熱できるが，金属で反射するため，金属容器やアルミ箔は容器として不適である。

特徴は，①食品内部で熱発生が起こるため加熱時間が短い，②水溶性ビタミン，とくにビタミンCは80〜90%残存して安定，③天然の色，香りが保持される，④殺菌作用がある，などをあげることができる。

電子レンジは冷凍した生鮮品や調理済み食品の解凍にも利用できる。とくに，冷凍食品での応用例は多く，たとえば−20℃の冷凍弁当は1箱で約25秒のマイクロ波照射で85〜90℃くらいまでの解凍ができ，味も変わらないものが多いので，今後利用はさらに増加するであろう。また，マイクロ波誘電加熱は均一かつ迅速に加熱できるので，通常の加熱殺菌をしにくい形状や構造の食品を包装形態のまま殺菌できる。耐熱性菌や芽胞を除く一般細菌，かび，酵母は1〜2分で大部分が死滅する。たとえば，包装米飯に大腸菌を10^3/gとなるように接種して電子レンジで加熱したところ，表示の加熱時間2分以内に死滅したと報告されている。このように，食品の加熱に伴う副次的な殺菌効果は期待できるが，実際には容器内の食品の温度上昇にはかなりむらがあるので，殺菌を目的とする場合は機器の特性を知ったうえで，注意深く使用する必要がある。

4．台所用洗剤，漂白剤の使用法

　一般家庭で調理器具，野菜，果物などの洗浄に台所用合成洗剤が用いられるようになったのは1956（昭和31）年からといわれる。それ以前はクレンザーや石けんが使われ，水洗いが中心であった。その後，合成洗剤は急激に普及し始めたが，その背景には，食品衛生に対する知識や意識の高まり，農産物などに使用されている農薬の問題，食生活が欧米化することにより台所用品の油汚れが多くなってきたことなどをあげることができる。そして，使用量が多くなる

表5−3　洗　浄　剤

分　類	規　格
成 分 規 格[1]	・ヒ素[2),3]：0.05ppm以下（As_2O_3として） ・重金属[2),3]：1ppm以下（Pbとして） ・メタノール[2]：1μL/g以下（液状のものに限る） ・液性（pH）[2),3]：脂肪酸系洗浄剤，6.0〜10.5 　　　　　　　　脂肪酸系洗浄剤以外，6.0〜8.0
	・酵素または漂白作用を有する成分を含まないこと
	・香料：化学的合成品にあっては食品衛生法施行規則別表第1掲載品目に限る
	・着色料：化学的合成品にあっては食品衛生法施行規則別表第1掲載品目ならびにインダントレンブルーRS，ウールグリーンBS，キノリンイエローおよびパテントブルーVに限る
	・生分解度：85%以上，ただし，アニオン系界面活性剤を含むものに限る
使 用 基 準	・使用濃度（界面活性剤として）：脂肪酸系洗浄剤は0.5%以下 　脂肪酸系洗浄剤以外の洗浄剤[1),2]は0.1%以下
	・野菜または果実は，洗浄剤[1]溶液に5分間以上浸漬してはならないこと
	・洗浄後の野菜，果実および飲食器は，飲用適の水ですすぐこと，その条件は次のとおり。 　流水を用いる場合：野菜または果実は30秒間以上，飲食器は5秒間以上 　ため水を用いる場合：水を変えて2回以上

1）もっぱら飲食器の洗浄の用に供されることが目的とされているものを除く。
2）固型石けんを除く。
3）脂肪酸系洗浄剤は30倍，脂肪酸系洗浄剤以外は150倍に水で希釈して調製した試料溶液中の濃度または液性。
（日本食品衛生学会　食品・食品添加物等規格基準（抄）　2021）

につれて，「合成洗剤問題」や自然界への流入から河川，湖，海の汚染などの問題が浮上した。1973（昭和48）年には食品衛生法の適用により台所用合成洗剤の製造基準が，また家庭用品品質表示法により品質の表示が定められ，さらに日本産業規格（JIS）の制定も行われている。**洗浄剤の成分規格，使用基準を表5-3に示す**。また，洗浄剤の分類は以下のとおりである。

（1） 洗浄剤の分類と種類

洗浄剤の有効成分は，高級脂肪酸塩（通常の石けん）と合成洗剤に大別される。合成洗剤は，アニオン（陰イオン）系界面活性剤，非イオン界面活性剤などに分類される。なお，カチオン（陽イオン）系界面活性剤は逆性石けんともいわれ，消毒剤として用いられる（表5-1参照）。合成洗剤は，通常の石けんに比較して，水の硬度や水温に関係なく使用でき，洗浄力もすぐれているので，台所用洗浄剤として，単独に，あるいは混合して広く用いられる。

アニオン系合成洗剤は，構造中の長鎖アルキル基が水溶液中で陰イオンとして解離する界面活性剤である。高級アルコール系，アルキルベンゼンスルホン酸塩（ABS）系などがある。洗浄力は強く，一般に起泡力が大きい。ABSは，従来ハードタイプである分岐鎖型が主流であったが，微生物による分解を受けにくく，河川や下水道に流入したとき水質汚染などの環境問題を生じやすいので，現在では微生物によって分解されやすいソフトタイプの直鎖型LAS（直鎖アルキルベンゼンスルホン酸塩）に転換され，これが世界中で広く使われている。また，高級アルコール系物質であるAES（ポリオキシエチレンアルキルエーテル硫酸塩）やα-オレフィン系のAOS（α-オレフィンスルホン酸塩）なども用いられる。なお，石けんもアニオン系界面活性剤に属する。

非イオン界面活性剤としては，ポリオキシエチレン脂肪酸エステル系のものが多く用いられる。洗浄力は良好で，起泡力は比較的小さい。ショ糖脂肪酸エステルやソルビタン脂肪酸エステルなどのような食品添加物（乳化剤）だけを組成とするものもこの分類に入る。いずれも水酸基が親水性，脂肪酸部分が親油性で荷電はない。

両性界面活性剤は、水溶液中でイオンに解離するとき活性部分が陽イオンとなる基と陰イオンとなる基を同一分子中に含むもので、耐硬水性があり、また他の合成洗剤と自由に混合できるので広く用いられている。代表的なものは高級アルキルアミノ酸（*N*-アルキルベタインなど）である。

（2）台所用洗剤の使用法

1）台所用洗剤とは

合成洗剤は台所用洗剤と衣料用洗剤とに分かれ、台所用洗剤を中性洗剤とよくいうが、その理由は中性のLASが主成分であることによる。一方、衣料用洗剤は洗浄力を上げるためにアルカリ性洗浄剤（ビルダー助剤）を配合している。合成洗剤の主成分は前述のごとく界面活性剤で、その性質は浸透性、洗浄性、起泡性、乳化性、可溶化性の特性がある。

2）台所用洗剤の洗浄効果

界面活性剤であるLASは洗浄力は硬水中ではやや落ちるもののすぐれた洗浄力を有し、AOSやAESは硬水中でも洗浄力は低下しない。また、ポリオキシエチレン系非イオン界面活性剤や両性界面活性剤は陰イオン界面活性剤と併用され、油汚れに強い界面活性剤として開発されたものである。長鎖脂肪酸塩は洗浄力はあるものの硬水中での洗浄力と水に対する溶解性で劣る。

あるメーカーの野菜・食器用洗剤の表示をみてみると、中性、成分は界面活性剤（16％）、アルキルエーテル硫酸エステルナトリウム、脂肪酸アルカノールアミド、使用方法は野菜・果実類は800倍希釈液で洗浄後、流水で30秒以上すすぎ、食器類は400倍希釈液、調理用具類は200倍希釈液で洗浄後、流水で洗浄と指示されている。

実際にでんぷんの洗浄効果をみたものでは、洗剤液中で静置した場合は1％でも完全にでんぷんがなくなるのに60分を要したが、洗剤液中で数回こすり洗いすると0.1％の洗剤中で10分で完全に除去された。油でも1％では静置で20分要したところ、こすり洗ったほうは5分で完全に除去された。油汚れに対する洗剤の効果がよく出ている例である。また、食中毒細菌などをまないたに付

表5-4　細菌を付着させた新しいまないたの各種処理による細菌除去成績

種類　　処理方法	合成まないたA				合成まないたB				木製まないた			
	腸炎ビブリオ数	大腸菌群数	腸球菌数	ブドウ球菌数	腸炎ビブリオ数	大腸菌群数	腸球菌数	ブドウ球菌数	腸炎ビブリオ数	大腸菌群数	腸球菌数	ブドウ球菌数
対　　照	4×10^5	4×10^6	1×10^7	2×10^6	4.2×10^5	4.6×10^6	1×10^7	2×10^6	4×10^5	4.1×10^6	1×10^7	2×10^6
水　　洗[1]	0	0	0	20	0	0	6×10^6	2×10^2	2×10^2	1.4×10^4	7×10^4	1×10^5
逆性せっけん[2]	0	0	0	0	0	0	0	60	0	40	2×10^3	2×10^4
塩素剤[3]	0	0	0	80	0	0	0	20	0	20	3×10^3	6×10^4
中性洗剤[4]	0	0	0	0	0	0	0	20	0	80	0	2×10^2
熱　　湯[5]	0	0	0	0	0	0	0	200	0	0	0	2×10^2

1）　水道水で10秒間たわしでこすり洗い。
2）　0.2%逆性せっけん液を10秒間作用させたあと，たわしで水洗。
3）　塩素イオン濃度200ppm液（エクリンゾール）で10秒間洗浄。
4）　0.1%中性洗剤液で10秒間洗浄後，たわしで水洗。
5）　熱湯1.5Lを3秒間100cm^{2}の面に作用。
（奥山春彦・皆川　基　洗浄・洗剤の事典　p.507　朝倉書店　1991）

着させ，水洗い，消毒剤，洗剤，熱湯での効果をみたものを表5-4に示す。

3）台所用洗剤の食品・食器への残留

　界面活性剤は被洗物や汚れに吸着，浸透するため，十分にすすいでも微量残留する。洗剤の残留量，食器で数ppm以下，表面積の多い葉菜類で5～20ppmで，濃度が低いほど，また浸漬時間が短いほど少なくなる傾向がある。表示されている濃度で使用していればヒトの健康には影響を及ぼさないとの公式見解

が出されている。合成洗剤のうち，最も使用頻度の高いLASの無毒性量（最大無作用量）は300mg/kg/日である。野菜，果実，食器などを洗浄して，体内に経口および経皮的に入る量は多めにみて，国立医薬品食品衛生研究所のデータでは7mg/日程度で，東京都立衛生研究所（現 東京都健康安全研究センター）の報告では14.5mg/日である。このことは体重1kgに換算すると，それぞれ0.14mg，0.29mgであり，無毒性量の1,000～2,000分の1となり安全性に問題はないと考えられる。しかし，過剰使用による自然界への蓄積は別の問題として取り上げられている。

4）食器洗浄器

従来はレストランなどの厨房で使用されていた**食器洗浄器**が，家庭でも普及し始めている。これは，食後のわずらわしい食器の洗浄を効率化することはもちろん，節水，電気・ガスの節約，手荒れの防止などの利点もある。

以下に，食器洗浄器を使用する際の衛生上の留意点を示した。

① 食器洗浄器にセットするまでの時間が比較的長くなる場合は，食器をぬるま湯などに浸けておく。

② こげつき，こびりついた汚れは，あらかじめ洗い落としてから使用する。

③ プラスチック性の耐熱性の低い食器・容器には使用しない。

④ 食器の形態（哺乳びんなど）によっては洗浄しにくいものがある。

⑤ 口紅など食器洗浄器では落ちにくい汚れがある。

（3）漂白剤の使用法

漂白剤には酸化型と還元型とがあり，酸化型に塩素系（次亜塩素酸ナトリウム，さらし粉，塩素化シアヌール酸塩）と過酸化物系（過酸化水素，過ホウ酸ナトリウム，過炭酸ナトリウム）がある。また，還元型にはハイドロサルファイト，ロンガリット，二酸化チオ尿素がある。

1）塩素系漂白剤

家庭用漂白剤では**次亜塩素酸ナトリウム**（$NaOCl$）が最も広く使用され，その漂白作用は，$2\,NaOCl \longrightarrow 2\,NaCl + O_2$の分解反応による。$NaOCl$は有効塩

素濃度 4 ～ 6 ％，pH9.5～11.0に保持され，漂白作用のほかに除菌，防臭効果もある。

市販品の台所用漂白剤の成分や使用方法などの例を表 5 - 5 に示す。

表 5 - 5　台所用漂白剤

1．成　　　　分	NaOCl，界面活性剤（アルキルエーテル硫酸エステルナトリウム）
2．液　　　　性	アルカリ性
3．使　用　方　法	
①ふきん，おしぼり	原液30mLを水 5 Lに溶解，30分ぐらい浸したあと水ですすぐ
②まないた，きゅうす 食器（茶碗，湯飲み，カップ，哺乳びんなど）	原液50mLを水 5 Lに溶解，30分ぐらい浸したあと水ですすぐ
③食器用スポンジ	原液 6 mLを水 5 Lに溶解，約 2 分浸し，よくすすぐ
④冷蔵庫，食器棚	原液10mLを水 5 Lに溶解 液に浸した布をしぼってふいたあと水ぶきをする
4．使用不可のもの	色物・柄物の繊維製品，金属性の容器・用具，メラミン食器，漆器，獣毛のハケ，水洗いできない製品や場所，食品
5．使用上の注意	熱湯は不可，ゴム性の手袋などを使用，他の洗剤などと併用不可，酸性タイプの製品や排水口のヌメリ取り剤，生ごみ，食酢，アルコールと混ざらないようにする。有毒ガス発生の危険あり

2）過酸化物系漂白剤

過酸化物系漂白剤には，**過酸化水素**（H_2O_2），**過ホウ酸ナトリウム**（$NaBO_2 \cdot H_2O_2 \cdot 3 H_2O$），**過炭酸ナトリウム**（$2 Na_2CO_3 \cdot 3 H_2O_2$）があり，いずれも$H_2O_2$を遊離し，活性酸素を放出する。

3）還元漂白剤

ハイドロサルファイト（$Na_2S_2O_4 \cdot 2 H_2O$），**ロンガリット**（$HOCH_2SO_2Na \cdot 2 H_2O$），**二酸化チオ尿素**（$(NH_2)_2CSO_2$）があるが，酸化漂白に比べて漂白作用が弱いため，繊維の損傷が少なく衣料用によく用いられている。

5．哺乳びん

（1）哺乳びんの種類

　哺乳びんには，乳首を直接びんにかぶせて使用するじかつけ式とキャップで乳首をびんに締めて使用するキャップ式とがある。前者のほうが取り扱いは簡単であるが，乳首に手指が触れやすいので注意する。

　材質はガラス製とプラスチック製とがあり，前者は硬質ガラスのものが耐熱性，耐衝撃性が強いのですすめられる。後者はポリエチレン製とポリカーボネイト製とがあるが，ポリカーボネイト製のほうが透明度，かたさ，および耐熱性の点で優れている。

　形は円筒形，円錐形，多角形などがある。角形は持ちやすいが，隅の所の汚れが落ちにくいということがあるので注意する。

　乳首はゴム製品で，製法，品質がJIS規格で規制されている。穴は丸いのがふつうであるが，クロスカット（十字形）のものもあり，後者は出がよいので汁，スープ，重湯などを飲むのに適している。

（2）哺乳びんの洗浄，消毒

1）洗　　　浄

　びんの中にミルクなどの汚れが残っていると消毒剤の効果が減少するため，ブラシを用い，合成洗剤でよく洗い，温水，流水で十分に洗剤を除去する。哺乳後すぐに洗うのが望ましいが，できない場合は水につけておき，あとで洗う。乳首は裏返してよく洗う。施設などでは自動洗びん器を使用してもよい。

2）消　　　毒

① 　加熱による場合

　a. **沸騰水で行う**：洗剤で洗い，すすぎを十分に行ったびんを水が沸騰したところにびんが全部浸るように5～10分入れ，さらに乳首，キャップも入れ3分間煮たてる。そして，清潔なふきんの上で水をきって保管する。

b. **蒸して行う**：すすぎを十分に行った哺乳びんを湯気がたっている蒸し器の中に逆さに立て，10分ぐらい蒸し，乳首，キャップを入れ，さらに3分間蒸す。そして火からおろして，ふたをしたまま放置し，使うときに取り出す。

c. **電子レンジで行う**：最近では電子レンジで器具を消毒するセットや電気で蒸して消毒するセットもある。

② **消毒剤による場合**　加熱消毒の代わりに消毒剤として次亜塩素酸ナトリウム（市販品は，商品名ミルトンなど）を用いる方法もある。哺乳びん，乳首をよく洗浄し，80倍に希釈した消毒剤（原液20mLに水1,580mL加える）に哺乳びん，乳首の気泡が残らないようにして，次の授乳時まで1時間以上完全に浸しておく。調乳時はよく手洗いをして，消毒液から取り出し，よくふりきったあとに水洗いをしないで調乳する。消毒液は24時間に1度，消毒容器を洗って新しい消毒液と入れ換える。

3）そ の 他

消毒（2）の①，②の操作）が不要の使い捨て（ディスポーザブル）用の哺乳袋がある。

6

環境汚染と食品

★ **概要とねらい**

　わが国では戦後の産業の高度成長の過程で人為的環境汚染が加速度的に顕在化し，その結果私たちの生活環境が悪化したばかりでなく，いわゆる環境汚染物質（environmental pollutant）が食品などを汚染し，人間の生命，健康に危害を与える事態が生じている。とくに最近では，従来の中毒の概念では説明できないほどの微量の化学物質による健康影響が問題となり始めた。

　食品汚染物質の定義と範囲は必ずしも明確ではないが，FAO／WHO合同の食品汚染物質委員会によれば"食品中に，ある一定量以上あると不都合と考えられる物質で，普通の状態では動植物体内で自然に生成されないものや，意図的に添加される食品添加物など以外の物質"とされている。近年，食品の生産や加工の過程でさまざまな化学物質が使用されるようになり，食品中には本来存在しない化学物質による食品汚染が起こっている。また，福島第一原発事故後，食品中の放射性物質による汚染が大きな社会問題となり，「食品中の放射性物質の基準値」が定められて対策がとられている。

　本章では，現在，健康影響が問題となりつつある環境中の有害化学物質や放射性物質による食品汚染を中心に説明する。

1．環境汚染と食品汚染

（1）ヒトが環境汚染物質を取り込む経路

　私たちの生活活動から生ずるさまざまな環境汚染物質は，図6－1のように，大気・水・土壌汚染物質，また，日常生活で使用する容器および包装材中に使用されている化学物質（第7章参照）が，食品汚染の要因となり，食品を介して私たちの身体に入ってくることが多い。近年は，一つ一つの物質は微量で健康影響がないものの，いろいろな経路から少しずつ汚染物質が取り込まれてくることによる複合影響が問題になっている。

（2）環境汚染が食品汚染につながる経路

　図6－2は大気圏・水圏・地圏の汚染が，水産食品，畜産食品，農産食品を汚染し，人体に取り込まれる経路を示している。環境中に放出された汚染物質のほとんどは最終的には水系に入り込むが，水を媒体とする場合はその汚染域が非常に広範囲となり，多くの水産食品の汚染を招く。なかでも脂溶性の難分解性の有害物質は，水系生物群の食物連鎖によって生物濃縮される。

（3）食物連鎖と生物濃縮

　生物は自己の生存に必要な物質を環境中から摂取し，濃縮して利用する。しかし，同時に不必要な有害物質まで取り込み濃縮してしまう。このように生物が生活環境媒体（大気・水・土壌）中の物質を，その濃度より高濃度に体内に蓄積する現象を生物濃縮という。生物濃縮されやすいものは，環境中で分解を受けにくく，脂溶性で水に溶けにくく，ヒトの体内で代謝されにくい，あるいは排出されにくい性質をもった物質である。図6－3は，PCB（ポリ塩化ビフェニル）の食物連鎖を介した生物濃縮のようすを示したものである。食物連鎖の頂点にいる人間は著しく生物濃縮された形で環境汚染物質を取り込む可能性がある。

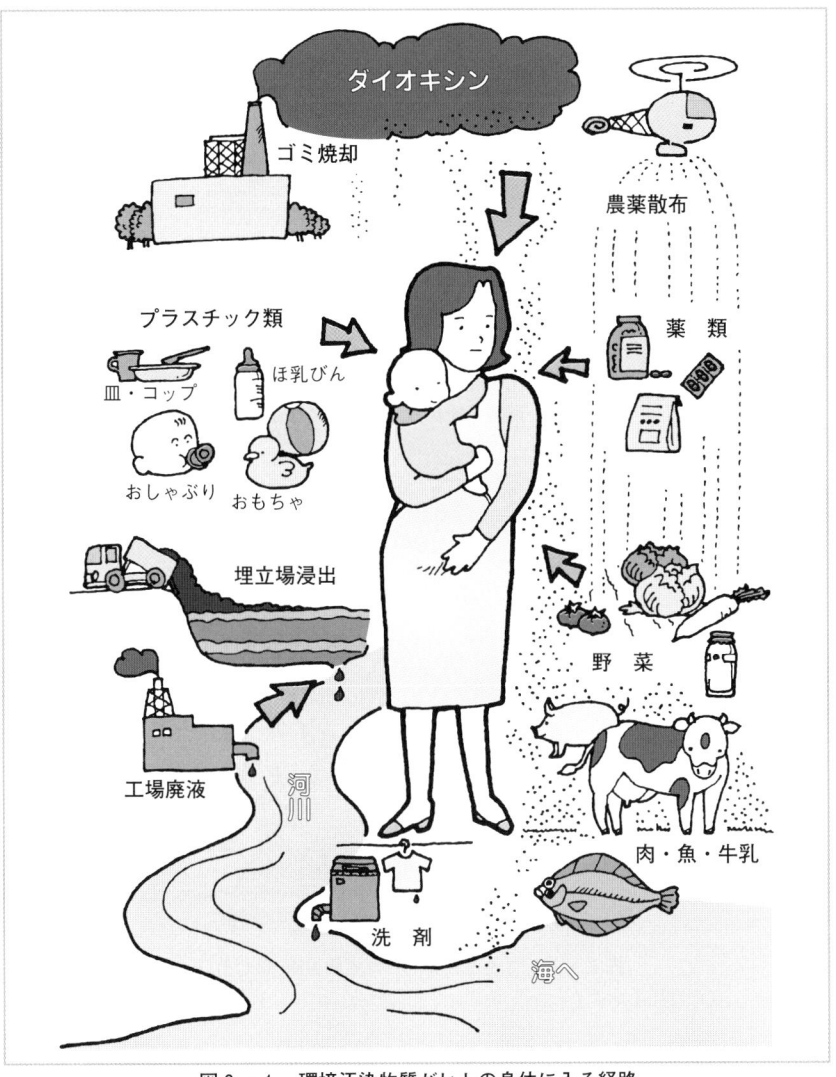

図6-1　環境汚染物質がヒトの身体に入る経路
（北條祥子　よくわかる環境ホルモンの話　p.25　合同出版　1998）

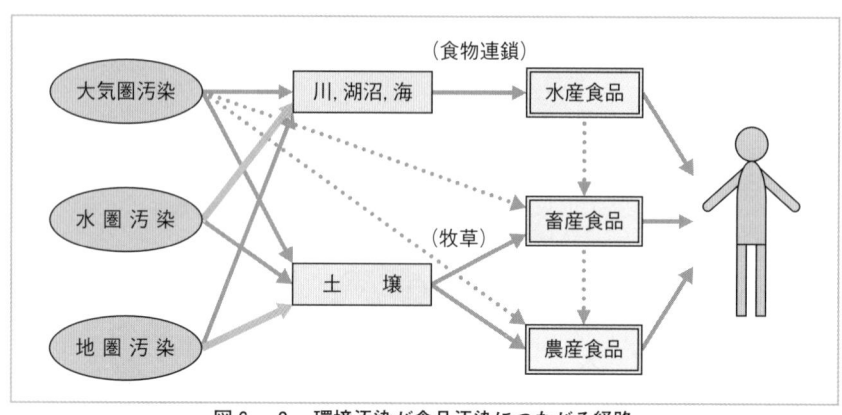

図6-2　環境汚染が食品汚染につながる経路

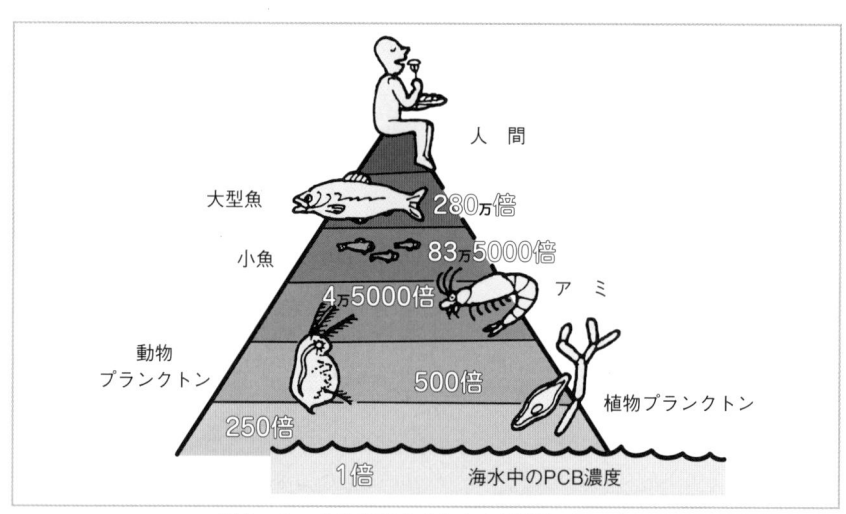

図6-3　食物連鎖を介した生物濃縮（PCB）
（北條祥子　よくわかる環境ホルモンの話　p.31　合同出版　1998）

2．残留性有機汚染物質による食品汚染

　化学物質の中には，環境中で分解されにくく，ヒトや野生生物などの体内に蓄積しやすく，食品汚染の要因となる残留性有機汚染物質（persistent organic pollutants, POPs）と呼ばれる物質がある。POPsの特性は，①環境中で分解され

表 6 − 1　主なPOPsの毒性と安全基準

物　質　名	1日摂取許容量 （ADI） （μg/kg/日）	発がん性 （動物）	動物での 慢性影響の例
ア　ル　ド　リ　ン	0.1	○	胎児発達毒性，催奇形性
ディ　ル　ド　リ　ン	0.1	○	胎児発達毒性，妊娠，生育異常
エ　ン　ド　リ　ン	0.2	—	肝病変，催奇形性
ト　キ　サ　フ　ェ　ン	0.25[2]	○	胎児発達毒性，肝腺腫瘍
ク　ロ　ル　デ　ン	0.5[1]	—	胎児発達毒性，催腫瘍性
マ　イ　レ　ッ　ク　ス	0.2[2]	○	胎児発達毒性，精巣障害
ヘ　プ　タ　ク　ロ　ル	0.1[1]	○	胎児発達毒性
D D T	5	○	神経内分泌分化の異常
H C B	0.8[2]	—	発達異常，繁殖毒性
P C B	5[1]	○	生殖毒性，免疫毒性
コプラナーPCB（Co-PCB） ポリ塩化ジベンゾ−パラ− 　ダイオキシン（PCDD） ポリ塩化ジベンゾフラン（PCDF）	1 〜 4 （pg/kg/日）	○	生殖毒性，免疫毒性

1)　　FAO／WHOの合同残留農薬専門家会議によるTDI（耐容 1 日摂取量）
2)　　米国環境保護庁の安全基準

にくい，②水に溶けにくく油に溶けやすい，そのため，③野生生物などの脂肪組織中に生物濃縮して蓄積されやすい，④長距離を移動して遠方の国にも影響を及ぼすおそれがある，⑤いったん環境中に排出されると，いつまでも私たちの身体に有害な影響を及ぼしかねない，といった点である。

　1990年から国連環境計画（UNEP）を中心にPOPs対策が話し合われ，2001年 5 月に「残留性有機汚染物質に関するストックホルム条約（POPs条約）」が採択された。2020年 3 月現在，日本を含む181か国および欧州連合が締結している。

　POPsは大きく分けて①農薬や殺虫剤，②工業化学品として製造され，使用される化学物質，③意図せずに製造される化学物質（非意図的生成物）がある。代表的な物質としては，PCB，DDT，ダイオキシン類などがあげられる。

（1）ポリ塩化ビフェニル（PCB）

　PCBは，図 6 − 4 に示したようにビフェニルに塩素が 1 〜10個置換したもの

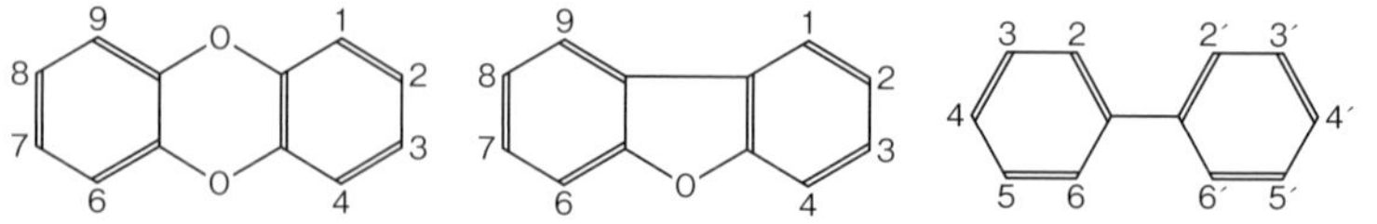

ポリ塩化ジベンゾダイオキシン　ポリ塩化ジベンゾフラン　　ポリ塩化ビフェニル
（PCDD）　　　　　　　　（PCDF）　　　　　　　（PCB）

番号の位置に1～8または10個の塩素がつく。

（注）　PCDDの2,3,7,8の位置に塩素（Cl）が結合したものは，2,3,7,8–四塩化ジ
　　　ベンゾダイオキシン（TCDD）と呼ばれ，急性毒性が最も強い。
　　　　PCB類の中で平面構造を有するとくに毒性の強いものをCo–PCB（コプラナー
　　　PCB）と呼び，ダイオキシン類に入れる。

図6 - 4　ダイオキシン類およびPCB類の化学構造

である。これらのうち，平面構造を有するとくに毒性が強いPCBはCo – PCB
（コプラナーPCB）と呼ばれ，ダイオキシン類に分類される。

　PCBは化学的安定性，脂溶性，電気絶縁性，不燃性などに優れ，トランスや
コンデンサーの絶縁油，熱を伝える液（熱媒体），感圧複写紙（ノンカーボン紙）
などに使われていた。1969（昭和44）年以降，世界各地で広範囲な環境汚染と慢
性毒性の強さが問題になり，わが国で油症事件が発生したことなどから製造が
禁止され，使用も厳しく制限されている。しかし現在も，過去に製造された
PCBを含む製品が大量に残されている。また，過去に排出されたものが土壌汚
染として残り，食物連鎖を介し生物濃縮され，食品汚染の原因となっている。

1）カネミ油症事件（ライスオイル中毒事件）

　1968（昭和43）年末から翌年にかけて，福岡県を中心に皮膚の色素沈着，脱毛
などを呈する奇病が発生した。当時，自覚症状によって届け出た患者数は約
14,000人，うち油症患者と診断された者は1,061名，8名が死亡する大事件にな
った。患者の多くは現在でも後遺症に苦しんでいる。中毒の原因はライスオイ
ル（米ぬか油）の製造過程の脱臭工程で，熱媒体として使われていたPCBがステ
ンレスパイプの微細な孔から漏れでて米ぬか油に混入したためと判明した。

2）食品のPCB汚染

わが国の主要食品中のPCB濃度は少しずつ減少してきたが，PCBの製造中止

後も魚，牛乳，母乳中などになお残存している。日本人のPCB汚染源は主に魚介類であり，なかでも毒性の強いCo－PCBの含有量が多い。

（2）ダイオキシン類

ポリ塩化ジベンゾダイオキシン（PCDD），ポリ塩化ジベンゾフラン（PCDF），およびPCBの中で毒性の強いCo－PCBの総称である。結合している塩素の数や位置が異なるいろいろな異性体が存在する（図6－4）。そのうち最も急性毒性が強いのが，2,3,7,8－四塩化ジベンゾダイオキシン（TCDD）である。

1）ダイオキシン類の体内動態と毒性

ダイオキシン類の体内動態と毒性は十分には解明されていない。2,3,7,8－TCDDの半減期（体内に取り込まれた量の半分が排出される期間）はヒトでは2～6年と考えられている。ヒトへの毒性は，子宮内膜症の増加，男児の出生率の低下，新生児死亡率増加などとの関係を指摘する報告がある。動物実験では，肝臓毒性，体重の減少，皮膚障害，免疫抑制，発がん性などが知られている。

2）ダイオキシン類の毒性評価と濃度の表し方

ダイオキシン類は結合する塩素数や位置により，PCDDは76種類，PCDFは135種類，Co－PCBは13種類の異性体が存在する。化合物により毒性が大きく異なるために，毒性を評価する基準が設けられている。基準には毒性等価換算係数（TEF）があり，最も毒性が強い2,3,7,8－TCDDの毒性を1とし，その他のダイオキシン類の毒性の強さを1～0.0001の範囲の係数で表す。実際には，各ダイオキシン類の測定量に係数をかけて等価量（TEQ）を求め，種類が異なるダイオキシンの毒性を総合的に評価する。食品1gに等価量の総量で5pg（pg：ピコグラムは1兆分の1g）のダイオキシン類を含む場合，5pgTEQ/gと記載する。

3）食品のダイオキシン類汚染

2019（令和元）年の環境省調査によると，ダイオキシン類はその98％が食品から摂取される。日本人の1人1日当たりの摂取量は，0.47pgTEQ/kg/日である。その内訳は，魚介類からが87.1％と最も多く，次いで肉・卵（10.3％），大気（1.0％），土壌（0.8％）などとなっている。

3. 内分泌かく乱物質（環境ホルモン）による食品汚染

（1）内分泌かく乱物質と疑われている物質

「内分泌かく乱物質」とは，内分泌かく乱作用をもつ化学物質のことである。世界保健機関／国際化学物質安全性計画（WHO/IPCS）では，「無処理で生物やその子孫や（部分）個体群の内分泌の機能を変化させ，その結果として，健康に有害な影響を及ぼす単一のまたは外因性物質または混合物である」と定義している。これらは大きく分けると，1）医薬品・原料（ジエチルスチルベストロールなど），2）芳香族化学薬品・分解物（ノニルフェノールなど），3）プラスチック原料・可塑剤（ビスフェノールA，フタル酸エステル類など），4）農薬（DDTなど），5）非意図的生成物（ダイオキシン類など），6）金属類（トリブチルスズなど），7）天然物（ゲニステインなど）である。

（2）食品汚染につながる内分泌かく乱物質

内分泌かく乱物質は食物連鎖により高濃度濃縮された飲食物を介してヒトに摂取される可能性がある。食品衛生法の基準（暫定基準・農薬等残留基準）があるものとして，PCB，ビスフェノールA，農薬類（DDT・アルドリン他14種類），金属類（トリブチルスズ，トリフェニルスズ）がある。

4. 農薬による食品汚染

農薬は，その使用および残留について，すべて法律に基づいた農林水産・環境・厚生労働行政により管理されている。

（1）収穫後使用（ポストハーベスト）農薬

ポストハーベスト（post-harvest）農薬とは，収穫後の農産物の保存や輸送中の腐敗防止に用いる殺菌剤，防かび剤，防虫剤，燻蒸剤をいう。収穫前に使用

するものより食品中への残留性ははるかに高く，十分な検査体制が必要である。わが国ではこうした目的での使用は原則的に禁止されているが，食品添加物として防かび剤と防虫剤が一部の輸入食品には使用されている。

（2）農薬等残留基準

農薬等が残留した食品を摂取することにより，ヒトの健康を損なうことがないよう，食品衛生法に基づく農薬等残留基準が設けられている。農薬，動物用医薬品および飼料添加物のポジティブリスト制度（一定量以上の特定の農薬等が残留する食品の販売等を禁止する制度）が2006（平成18）年5月から施行され，これに伴い対象外物質を除く原則すべての農薬等に基準が設定された。今まで残留基準が設定されていない農薬等にも，0.01ppmという一律基準が適用され，それを超えた量を含む食品（農作物を含む）の流通等は認められない。

5．有害金属による食品汚染

重金属類は，POPsと同様に毒性が強く，残留性，蓄積性があり，環境汚染物質として食品汚染の原因となるので注意が必要である。

（1）水　銀（Hg）

水銀化合物は工業生産などに幅広い用途がある。工場などから環境中に排出される水銀の多くは無機水銀であるが，自然界ではより毒性が強い有機水銀に変化する可能性がある。無機水銀の毒性は主に腎臓障害であるが，有機水銀は血液脳関門を通過して脳に移行するので，中枢神経障害を引き起こす。

1956（昭和31）年に熊本県水俣湾周辺に"水俣病"が，1965（昭和40）年には新潟県阿賀野川流域に"新潟水俣病"が発生し，両事件をあわせて1975（昭和50）年ごろまでに2,000名以上の認定患者が出て400名以上が死亡した。2019（令和元）年現在の認定患者数は4,500名を超える。主な症状としてはハンター・ラッセル症候群と呼ばれる視野狭窄，歩行困難，言語障害などがあげられる。

水俣病の原因はアセトアルデヒドの生産工程で触媒として使用された無機水銀が一部メチル水銀に変化して工場廃液から海水中に流出し，また無機水銀が底質の微生物によりメチル化されたメチル水銀である。メチル水銀はプランクトンや魚の体内で生物濃縮され，食べたヒトが水俣病を発症した。さらに母体に摂取されたメチル水銀は胎盤を通して胎児に移行して，"胎児性水俣病"と呼ばれる悲惨な患者を多く出した。事件後，1973（昭和48）年に魚介類の水銀の暫定規制値が総水銀0.4ppm，メチル水銀（水銀として）0.3ppmと定められた。

（2）カドミウム（Cd）

　メッキや電池などに広く使用され，環境汚染の原因となっている。カドミウム化合物は水銀，ヒ素などに比べ蓄積性が高く，とくに腎臓へ蓄積する。

　1955（昭和30）年ごろから富山県神通川流域で発生した"イタイイタイ病"はカドミウムが主因の骨軟化症である。鉱業所の金属廃液中のカドミウムが河川に流入し，飲料水，米などの農作物を汚染し，カドミウムを長期間摂取したことにより腎臓が障害され，カルシウムの再吸収が低下したことにより"イタイイタイ病"は発症したと考えられている。本病の発生が契機になって，玄米中のカドミウムは1.0ppm以下，白米0.9ppm以下という規格基準が設けられたが，2010（平成22）年に「玄米および精米とも0.4ppm以下」に改定された。

（3）鉛（Pb）

　鉛はハンダ，パイプ（水道管など），鉛ガラス，陶磁器などに使用され，これらから溶出して食品を汚染する可能性がある。器具・容器および一部の食品について基準が定められている。鉛は主として血液，神経系，消化器系，および腎に著しい障害を与える。鉛中毒時に一般的にみられる症状は貧血である。

（4）ス　ズ（Sn）

　缶ジュースなど缶入り飲料のスズ量は150ppm以下の規格基準が定められている。スズは食品溶液中の硝酸イオンにより容器から溶出するが，最近は樹脂

による内面塗装した缶が多く用いられている。有機スズは内分泌かく乱物質として問題になっている。船底や漁網への甲殻類付着防止などの目的で広範に使用された有機スズ（トリブチルスズ）が海洋を汚染し，イボニシなどの貝類に取り込まれメスにオスの生殖器を発生させる生殖障害（内分泌かく乱作用）を起こすことが明らかになっている。

（5）ヒ　素（As）

水銀と同様に化学形の違いによる毒性の違いがある。亜ヒ酸（3価）は無機物質中で最強の急性毒性を示すといわれている。一方，食用海産物中に高濃度に含有される有機態のヒ素は，はるかに低毒性である。また，5価のヒ素は3価のヒ素と比べると低毒性である。急性毒性としては消化管障害（嘔吐，下痢），筋肉障害（反射不全，萎縮）および神経・中枢障害（神経炎や知覚麻痺）が，慢性障害としては色素沈着，下痢・便秘，肝障害，発がんなどが知られている。

ヒ素による食品汚染事件として有名なのは「ヒ素ミルク中毒事件」である。1955（昭和30）年，西日本一帯でドライミルクを飲んだ多数の乳幼児がヒ素中毒症状を呈し，死者130名，患者総数1万2,000人以上で，わが国最大規模の食中毒事件といわれている。原因は森永乳業徳島工場におけるドライミルク生産過程で，pH安定剤として使われた第二リン酸ナトリウム中に，不純物として高濃度のヒ素が混入したことによる。この事件が，食品衛生法の大規模な改正および食品添加物公定書の制定のきっかけとなった。

6．放射性物質による食品汚染

食品を介して摂取される放射性物質には，自然放射性物質と人為的放射性物質がある。自然放射性物質の主なものはカリウム40（^{40}K）であり，全カリウム中0.012%を占める。^{40}Kは飲食物などを通じて人体に摂取され，日本では，成人（体重60kg）1人当たり約4,000ベクレルが含まれている。一方，人為的放射性物質では，太平洋ビキニ環礁などでの核実験や1986年旧ソ連でのチェルノブ

イリ原発事故により放出された放射性物質による食品汚染が問題となった。2011（平成23）年3月の東日本大震災に伴う東京電力福島第一原発事故では，食品の安全性が脅かされる事態が発生した。厚生労働省では，2012（平成24）年4月から，事故後の緊急的な対応としてではなく，より一層，食品の安全と安心を確保するために，長期的な観点から新たな基準値「食品中の放射性セシウムの基準値（ガイドライン）」を設定した。これは，食べる量と放射性物質の健康に与える影響を考慮し，各年齢層を考慮した基準となっている。ここでは，放射線に対する簡単な基礎知識と上記基準値について説明する。

（1） 2つの単位：「ベクレル」と「シーベルト」

放射性物質に関する単位では，Bq（ベクレル）とSv（シーベルト）が用いられている。Bqは放射性物質が放射線を出す能力の強さを，Svは放射線による人体への影響の大きさをそれぞれ表す単位である。そして，放射性物質により汚染された食品がどの程度人体に影響を及ぼすかは，BqからSvへ，換算係数を用いた計算を行うことにより知ることができる。

（2） 自然放射線と人工放射線

地球の大地や大気には放射性物質があり，放射線を出している。食品にも天然の放射性物質が含まれており，宇宙には多くの放射線が飛び交い，一部は地上まで届いている。こうした自然界にもともと存在している放射線を自然放射線という。これに対し人工的に発生するものを人工放射線という。ただし，人工放射線と自然放射線とでは，シーベルトの数値が同じであれば，人体への影響に違いはない。

日本の自然放射線からの年間被ばく量（内部被ばくを含む）は，従来1.5ミリシーベルト/年とされていたが，国内外の論文を検証して内部被ばくの線量を上方修正し，2.1ミリシーベルト/年になった。植物や動物の体を作る元素には天然の放射性物質が一定の割合で含まれている（カリウム40や炭素14等）。これらを食べたり，呼吸によって放射性物質を取り込んでいる私たちの身体にも，

放射性物質が含まれている（体重60kgの日本人で約7,000ベクレル）。

（3）外部被ばくと内部被ばく

外部被ばくとは，体の外にある放射性物質から出る放射線を被ばくすることである。これに対し内部被ばくとは，放射性物質を含む空気や水，食べ物などを摂取し，体内に取り込んだ放射性物質から放射線を被ばくすることである。

（4）規制の対象となる核種

福島原発事故で放出された放射線物質のうち，半減期が1年以上のすべての放射性核種（セシウム134，セシウム137，ストロンチウム90，プルトニウム，ルテニウム106）を規制の対象とする。ただし，セシウム以外は，測定に非常に時間がかかるため，基準値では，セシウムの値にすべて換算して，上記全核種の被ばく線量が1ミリシーベルトを超えないように設定されている。

放射線にはアルファー（α）線，ベータ（β）線，ガンマ（γ）線，エックス（x）線，中性子線などがあり，種類によってエネルギーの大きさや物を通りぬける力が違う。α線，β線，中性子線は小さな粒子放射線で，γ線，x線は電波や光などと同じ電磁波の波長が短い電磁放射線である。

（5）線量の上限を1ミリシーベルトとした理由

食品の国際規格を作成しているコーデックス委員会の指標が，年間1ミリシーベルトを超えないように設定されていること，また，多くの食品の放射性物質の濃度が，時間経過とともに相当程度低下傾向にあることから設定された。

（6）4つの食品区分の考え方

特別な配慮が必要な3食品（①飲料水，②牛乳，③乳児用食品）は独自に区分し，それ以外の食品は，個人の食習慣の違い（飲食する食品の偏り）の影響を最小限にするため，一括して④一般食品と区分している（表6-2）。

①飲料水は，すべてのヒトが摂取し，代替がきかず摂取量が多いことから，

表6-2 食品中の放射性セシウムの基準値（2012年4月，厚生労働省）

食品群	①飲料水	②牛乳	③乳児用食品	④一般食品
基準値（ベクレル/kg）	10	50	50	100

※放射性ストロンチウム，プルトニウムなどを含めてセシウム基準を設定。
※一般食品の基準値は，食品摂取による放射物質の健康に与える影響を考慮し，乳児や妊婦も含めたどの年齢の人にも配慮した基準となっている。

WHOが示している基準を踏まえ，最も厳しい10ベクレル/kgとした。

②牛乳および③乳児用食品は，放射線への感受性が高い可能性があるとされる子どもへの配慮から，一般食品より2倍厳しい50ベクレル/kgとした。

④一般食品は，年齢や性別で10区分に分け，区分ごとに摂取量と体格や代謝を考慮した係数を使い限度値を算出した。その結果から，最も厳しい値（13〜18歳の男性：120ベクレル/kg）を下回る100ベクレル/kgを全区分の基準とした。

（7）食品中の放射性物質についての対策

食品中の放射性物質については，上述したガイドラインに基づいて，各都道府県がモニタリング検査を行っている。とくに，過去の検査結果などから基準値を超える可能性が考えられる品目や地域については，出荷前に重点的に検査を行い，その結果が厚生労働省や各自治体のWEBサイトなどで公表されている。それらの検査結果によれば，農畜産物に含まれる放射性物質は年々減少しており，2013（平成25）年以降の検査においては，野菜類，果実類，畜産物で基準値を超えたものはない。米・豆類は基準値を超過したものがみられたものの，その割合は年々低下しており，ごくわずかとなっている。また，2014（平成26）年では基準値を超えたものはない。

検査によって，基準値を超える食品が地域的な広がりをもって見つかった場合には，地域や品目ごとに「出荷制限」が行われる。また，著しく高濃度の放射性物質が検出された場合には，出荷制限に加えて，自家栽培された農作物などを食べることも控えるよう「摂取制限」が行われる。なお，出荷制限，摂取制限を解除するには，国のガイドラインに定められた条件を満たす必要がある。

器具および容器包装

★ 概要とねらい

　食品と接触するすべての機械，器具，さらに販売のための容器包装は食品衛生法によって規定されている。器具，容器包装は清潔で衛生的でなければならないこと，有害な物質が含まれたり，付着しているものは，製造，輸入，営業上使用を認めないこと，それを守るために一定の規格，基準が定められ，また規格，基準が定められた場合，これに適合しないものの販売を認めないこととしている。

　従来は，金属容器からの有害金属の食品への溶出が主な中毒の原因であった。しかし，近年はプラスチック容器やプラスチック包装の急速な普及のため，プラスチック容器や包装からの有害物質の溶出などによる食品汚染が問題となっている。そこで現在，ポジティブリスト制度（原則使用を禁止したうえで，使用を認める物質を定め，安全が担保されたもののみ使用できる制度）が2020（令和2）年6月に導入された（5年の経過措置期間がある）。

　プラスチックは原料に由来する問題もあるが，多くは添加剤，とくにプラスチックに柔軟性を与える可塑剤が多量に添加されている場合があり，食品や環境を汚染するおそれがある。

　器具や容器包装の性質，用途など，とくにプラスチックでは材質識別マークの知識などはフードスペシャリストとして必要なことである。

1．器具および容器包装とは

ここでいう器具，容器包装とは，食品衛生法で定められた次のものを指す。

① **器　　具**　　飲食器，割ぽう具その他食品または添加物の採取，製造，加工，調理，貯蔵，運搬，陳列，授受または摂取の用に供され，かつ食品または添加物に直接接触する機械，器具その他のもの。

② **容器包装**　　食品または添加物を入れ，または包んでいるもので，食品または添加物を授受する場合そのまま引き渡すもの。

これら食品用の器具，容器包装は一般に，金属，ガラス，陶磁器，ホウロウ引き製品，紙，ゴムあるいは各種プラスチックを材料としてつくられた製品などであり，食品と接触する際，原材料に含まれる種々の物質が食品へ移行する可能性がある。そのためこれらには，一般規格（表7-1）と，それぞれの材質と溶出試験についての規格（表7-2）が定められている（食品衛生法参照）。

なお，2020（令和2）年に，食品用器具・容器包装のポジティブリスト制度（前頁参照）が，まず合成樹脂製品を対象として導入された。

表7-1　器具もしくは容器包装またはこれらの原材料一般の規格（食品，添加物等の規格基準）

原材料	種　　類	規　　格
金　属	器　　　　　具	銅，鉛またはこれらの合金が削りとられるおそれのある構造でないこと
	食品接触部分のメッキ用スズ	鉛：0.1%以下
	器具・容器包装の食品接触部分の製造または修理に用いる金属	鉛：0.1%以下 アンチモン：5％未満
	器具・容器包装の食品接触部分の製造または修理に用いるハンダ	鉛：0.2%以下
	電流を直接食品に通ずる装置を有する器具の電極	鉄，アルミニウム，白金，チタンに限る（ただし，食品を流れる電流が微量である場合はステンレスも使用できる）
一　般	器　具　・　容　器　包　装	着色料：化学的合成品にあっては，食品衛生法施行規則別表第1掲載品目（ただし，着色料が溶出または浸出して食品に混和するおそれのない場合を除く）

表7-2　器具もしくは容器包装またはこれらの原材料の材質別規格(食品,添加物等の規格基準)

原材料	種類	材質試験	溶出試験	
			試験項目	規格（μg/mL）
ガラス 陶磁器	深さ2.5cm以上,加熱調理器具		カドミウム	0.05以下
			鉛	0.5以下
ホウロウ引き	深さ2.5cm以上,加熱調理器具, 容量3L未満		カドミウム	0.07以下
			鉛	0.4以下
合成樹脂	(一般規格) 合成樹脂一般	カドミウム：100μg/g以下, 鉛：100μg/g以下	重金属	1以下（Pbとして）
			KMnO$_4$消費量	10以下
	(以下, 個別規格) フェノール樹脂, メラミン樹脂およびユリア樹脂		フェノール	5以下
			ホルムアルデヒド	陰性
			蒸発残留物	30以下
	ホルムアルデヒドを製造原料とするもの (上記を除く)		ホルムアルデヒド	陰性
			蒸発残留物	30以下
	ポリ塩化ビニル(PVC)	ジブチルスズ化合物：50μg/g以下, クレゾールリン酸エステル：1mg/g以下, 塩化ビニル：1μg/g以下	蒸発残留物	30以下,150以下 (浸出条件等による)
	ポリエチレン (PE) およびポリプロピレン (PP)		蒸発残留物	30以下,150以下 (浸出条件等による)
	ポリスチレン (PS)	揮発性物質（スチレン, トルエンほか3物質）の合計：5mg/g以下	蒸発残留物	30以下,240以下 (浸出条件等による)
	ポリ塩化ビニリデン (PVDC)	バリウム：100μg/g以下, 塩化ビニリデン：6μg/g以下	蒸発残留物	30以下
	ポリエチレンテレフタレート (PET)		アンチモン	0.05以下
			ゲルマニウム	0.1以下
			蒸発残留物	30以下
	ポリメタクリル酸メチル (PMMA)		メタクリル酸メチル	15以下
			蒸発残留物	30以下
	ポリアミド (PA)		カプロラクタム	15以下
			蒸発残留物	30以下
	ポリメチルペンテン (PMP)		蒸発残留物	30以下,120以下 (浸出条件等による)
	ポリカーボネート (PC)	ビスフェノールA：500μg/g以下, ジフェニルカーボネート：500μg/g以下, アミン類：1μg/g以下	ビスフェノールA	2.5以下
			蒸発残留物	30以下
	ポリビニルアルコール (PVA)		蒸発残留物	30以下
	ポリ乳酸 (PLA)		総乳酸	30以下
			蒸発残留物	30以下
金属缶[乾燥した食品(油脂および脂肪性食品を除く)を内容物とするものを除く]			ヒ素	0.2以下 (As$_2$O$_3$として)
			カドミウム	0.1以下
			鉛	0.4以下
			フェノール	5以下
			ホルムアルデヒド	陰性
			蒸留残留物	30以下
			エピクロルヒドリン	0.5以下
			塩化ビニル	0.05以下

　(注)　表7-1, 表7-2は, 2021年1月1日現在, 抜粋。詳細は, 日本食品衛生学会　食品・食品添加物等規格基準（抄）　261〜264　参照

2. 容器包装材由来の食品汚染

　従来は主に金属容器からの有害金属の食品への溶出が中毒の主要な原因であったが，近年，プラスチック製の水筒，弁当箱などの新製品が登場してきたことによりプラスチック製品からの化学物質の溶出が問題になり始めた。たとえば，①プラスチック材料（種々の化学物質の重合体）の未反応単体（モノマー），②合成の際に用いる添加物（可塑剤，安定剤，抗酸化剤など），③製造工程中に混入する不純物などの溶出である。

　使用される化学物質を用途別にみると，プラスチックをやわらかくする**可塑剤**，光や熱などに対して強くする**安定剤**，酸化しにくくする**酸化防止剤**，紫外線を吸収する**紫外線吸収剤**，紫外線に対して強くする**紫外線安定剤**，静電気を防ぐ**帯電防止剤**，燃えにくくする**難燃材**，かびを防ぐ**防かび剤**，色をつける**染料**や**顔料**，香りをつける**香料**などがある。とくに，プラスチックをやわらかくする可塑剤は重量の30〜60％と多量に添加されるため，食品汚染を起こしやすい。合成皮革，フィルム，シート，チューブ，ビニール手袋など軟質塩ビ製品にはフタル酸エステル類やアジピン酸エステル類など内分泌かく乱物質の疑いのある化学物質が多量に添加されているものが多い。

　これらの添加剤は油に溶けやすいものが多く，食品の長期保存や加熱過程で容器から溶出して食品に移行する可能性がある。したがって，油脂を多く含み，しかも加熱する食品には添加剤を多く含むプラスチック容器はできるだけ避け，食品を電子レンジで加熱する場合にはプラスチック容器から陶磁器製容器などに移してから行うほうが安全である。

3. 金属製容器

　金属材料としては，鉄，アルミニウム，銅および銅合金，ステンレス（鉄，ニッケル，クロムの合金）などがある。鉄はさびやすいので，缶詰用の缶は内部

をスズメッキあるいは合成樹脂で塗装する。

食品衛生法では，銅，鉛またはこれらの合金については削りとられるおそれのある構造ではないことが規定され，メッキ用スズ，ハンダ，器具・容器包装の製造または修理に用いる金属については鉛，アンチモンなどの含有量が規定されている。

4．陶磁器，ホウロウ，ガラス製容器

陶磁器やホウロウは，着色や絵付けにカドミウムや鉛を含有する薬品を使用することがあり，うわ薬（釉薬）による表面処理が不十分であるとカドミウムや鉛が溶出する。装飾用の絵皿などは食器として不適当である。

ガラスは種類によって鉛を含むものがあり，陶磁器，ホウロウと同様にカドミウムと鉛についての溶出試験の規定がある。

5．プラスチック製容器

（1）プラスチックの種類と識別マーク

プラスチックは線状高分子からなり，大きく2つに分けられる。加熱して変形し冷却すれば，形を保ち再びかたくなる熱可塑性樹脂（thermoplastic resin）と，加熱により樹脂の高分子が三次元の網目構造に結合して，再び加熱しても再形成できない熱硬化性樹脂（thermosetting resin）があり，後者に対して前者の使用量比率は約5.1倍である。

（2）熱可塑性プラスチック
1）ポリエチレンテレフタレート（PET）

ガラスのような光沢があり透明性がよく，衝撃に強く，落としても壊れない，成形時に添加材を必要としないなど優れた性質があるため，**ペットボトル**などに頻用され，その需要は急増している。

2）ポリエチレン

低密度(高圧法)ポリエチレンと高密度(中圧法)ポリエチレンがある。前者は耐熱性は劣るが，透明でよく伸び，食品用の袋，紙，アルミ箔とのラミネートとして包装材料に使用される。後者は耐熱温度が高く（121℃），びん，食器，食品用袋，食品用ラップフィルムなどに使用される。

3）ポリ塩化ビニル（塩ビ）

透明性，遮断性がよく，耐熱性は低い。食品用包装，シート，食品用びんなどに使用される。未反応の塩化ビニルモノマーは発がん性が強いが，材質中に1 ppm以下であれば食品にはほとんど移行しない。また，可塑剤を添加することによって柔軟なポリ塩化ビニルがつくられる。多量に使用される可塑剤のフタル酸エステル類はプラスチック容器から食品に移行する可能性があり，内分泌かく乱作用や化学物質過敏症を起こすことが疑われるので注意を要する（第6章，p.108参照）。2002（平成14）年フタル酸ビス（2-エチルヘキシル）を用いたポリ塩化ビニルは，容器，包装，およびおもちゃへの使用が禁止された。ポリ塩化ビニルの場合，原料モノマーに加え，可塑剤のジブチルスズ化合物（50 μg/g以下に規制），安定剤のクレゾールリン酸エステル（1 mg/g以下に規制）の溶出も問題になる。また，塩化ビニル製品は塩素を多く含む化合物であり，焼却時にダイオキシンを発生することが指摘されている。ダイオキシンは，800℃以上の高温焼却では発生しにくいが，300℃以下の低温焼却時には発生しやすく，塩ビ製容器の焼却には注意を要する（第6章，p.107参照）。

4）ポリプロピレン

透明で耐熱性がある（121～160℃）。びん，食品容器，食器，ストロー，食品用袋，バケツ，台所用品および紙とのラミネート材などに広く使用される。

5）ポリスチレン

無色透明な樹脂であるが，耐熱性は低い（66～79℃）。コップ，ストロー，ラミネートフィルムなどに用いる。発泡剤を加えて加工した発泡ポリスチレン（発泡スチロール）が食品用の使い捨て容器として多量に使用されている。材質中に含まれる不純物は揮発性成分（スチレン，トルエン，エチルベンゼン，イソプ

ロピルベンゼン，n-プロピルベンゼン）の合計が5 mg/g以下，熱湯を注入して用いる発泡ポリスチレンは2 mg/g以下，スチレンおよびエチルベンゼンはそれぞれ1 mg/g以下と規制されている。

6）ポリ塩化ビニリデン

きわめて透明度がよく，吸水性が非常に低く，ガスバリア性，水蒸気バリア性があり，耐薬品の点についてもとくに優れた性質をもっており，水産加工品，畜産加工品，農産加工品，調理食品，菓子類などの食品包装用フィルムなどに用途が多く，台所用のホームラップ（家庭用食品包装用フィルム）としても頻用されている。しかし，塩ビと同様に，多くの塩素を含む化合物であり低温焼却過程でダイオキシンを発生しやすいので，注意を要する（第6章，p.107参照）。

7）ポリカーボネート

ポリカーボネートとは構造単位中に炭酸エステル結合を有する高分子の総称であるが，実際にはビスフェノールAを原料として工業的に生産されている。ビスフェノールAには内分泌かく乱作用があるとの指摘から，ポリカーボネート製の給食用食器を廃止した自治体もあった。射出成形などにおいては，耐衝撃性，耐熱性が優れ，またフィルムでは強度が高く，透明で光沢もよい。給食食器，固形カレー容器，缶詰の中皿などに使用されている。

8）そ　の　他

その他の熱可塑性プラスチックとしては，アクリロニトリル・スチレン樹脂（AS樹脂）などがある。

（3）熱硬化性プラスチック

熱硬化性プラスチックには，フェノール樹脂，ユリア樹脂（尿素樹脂），メラミン樹脂，エポキシ樹脂などがある。

6．レトルトパウチ

単層のプラスチックでは機能性が劣るため，各種のプラスチックを多層に組

み合わせて用いることが多い。レトルトパウチとは，レトルト食品を封入している袋でプラスチックやアルミ箔をはり合わせた積層フィルムからなる。食品を充填後，ヒートシールによって密封し，高圧加熱殺菌されたものは"レトルトパウチ食品"と呼ばれる。缶詰と同様に長期保存が可能である。

7．器具・容器包装の表示

器具・容器包装は，材質，食品衛生の面だけではなく，廃棄物としての問題をかかえている。プラスチック，とくに塩化ビニルは燃焼過程でダイオキシンの発生源にもなり，大きな環境問題となる。「資源の有効な利用の促進に関する法律」に基づいて，図7－1のような表示がなされており，分別収集のための識別が容易になっている。

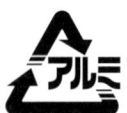
飲料用アルミ缶

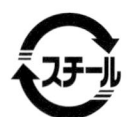
飲料・酒類用スチール缶

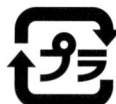
プラスチック製容器包装
（「飲料，酒類，特定調味料用PETボトル」を除く）

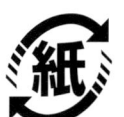
紙製容器包装
（「段ボール」および「アルミニウムを使用していない飲料用紙パック」を除く）

PET

HDPE

PVC

LDPE

PP

PS

OTHER

プラスチック材質識別マーク・SPIコード（2〜7は任意表示）

1：ペット樹脂（ポリエチレンテレフタレート）　2：高密度ポリエチレン
3：塩化ビニル樹脂　4：低密度ポリエチレン　5：ポリプロピレン
6：ポリスチレン　7：その他

図7－1　器具・容器包装の材質識別マーク

水 の 衛 生

★ **概要とねらい**

　地球は宇宙に浮かぶ「水の惑星」といわれており，水が多いように思われているが，この水のうち97％は海水である。残りの３％が淡水ということになる。３％のうち75％弱は南極，北極などの氷山や氷である。私たちが使用できる水は川の水，地下水，湧水など，全体のわずか１％にも満たない。

　生物は一般に体内に多量の水分を含んでいて，水がなくては生きていけない。ヒトは１日当たり2.5〜3.0Lの水（茶などの飲料から水として800〜1,500mLと食品中の水分などから摂取するものを含む）を必要としている。１日ではわずかであるが，１年では約１トンとなり，一生涯では70〜80トンという多量の水が身体を通過することとなる。水は飲料水のほかに，調理，洗濯，入浴などに，また工業用水などにも使用する。このように水は私たちの生活と強く関連しており，水の衛生状態が健康と深くかかわっていることはいうまでもない。

　飲用の水のみでなく，食品の洗浄や食品の製造に用いられる水，器具・容器などの洗浄などにも，衛生的で安全な水を使用することが必要である。したがって，これらの水も水道法で規定する要件に適合するものでなければならない。水道水の安全性に関して水質基準を正しく理解し，水源を汚さないための生活などを考える。

1. 水 道 水

現在，わが国の大部分の人々は水道から飲料水を供給されている。2020(令和2)年3月末で水道普及率は98.1%に達している。1955(昭和30)年には36.0%であったことから，著しい普及率といえる。

水道水は水源として河川水，湖沼水，地下水，河川伏流水などの自然水を利用している。年間取水量をみると，河川水と湖沼水が70%強を占めているが，これらは工場廃水や下水によって汚濁されやすく，ほとんどの場合にそのままでは飲用にならない。したがって，水質に応じて沈澱，ろ過などの浄水操作が必要となってくる。わが国の浄水場では一般に急速ろ過法で行っている。この方法は凝集・沈澱，砂ろ過，消毒という処理工程からなっており，濁りの原因となる物質を除くことを主な目的としている。一部の浄水場では高度浄水処理を行っている。これは，かび臭やアンモニア臭などを酸化力の強いオゾンを用いて分解し，次いで活性炭処理するものである。水道水の安定供給や水不足解消のため，沖縄県北谷町，福岡市などでは，逆浸透膜を用いて海水を淡水化し使用しているところもある。

2. 水道水の水質基準

（1）基 準 項 目

水道法に基づく水質基準のことである。法令で基準値が定められ，検査が義務づけられている項目である(表8-1)。大腸菌は病原生物の指標として検出されないこととされている。カドミウム，ヒ素などは有害元素であり，工場排水などが原因で検出される場合がある。硝酸態窒素および亜硝酸態窒素は屎尿などによる汚染の指標となる。四塩化炭素などの一般有機物はコンピュータ製造，ドライクリーニングなどで使用されるもので，地下水汚染物質として知られている。消毒副生成物は後述するように塩素消毒によって，副次的に生成するも

表 8 - 1　水質基準項目（2020（令和 2 ）年 4 月 1 日施行）

1	一般細菌	100個/mL以下	病原生物の
2	大腸菌	検出されないこと	代替指標
3	カドミウムおよびその化合物	0.003mg/L以下	無機物 ・重金属
4	水銀およびその化合物	0.0005mg/L以下	
5	セレンおよびその化合物	0.01mg/L以下	
6	鉛およびその化合物	0.01mg/L以下	
7	ヒ素およびその化合物	0.01mg/L以下	
8	六価クロム化合物	0.02mg/L以下	
9	亜硝酸態窒素	0.04mg/L以下	
10	シアン化物イオンおよび塩化シアン	0.01mg/L以下	
11	硝酸態窒素および亜硝酸態窒素	10mg/L以下	
12	フッ素およびその化合物	0.8mg/L以下	
13	ホウ素およびその化合物	1.0mg/L以下	
14	四塩化炭素	0.002mg/L以下	一般有機物
15	1,4-ジオキサン	0.05mg/L以下	
16	シス-1,2-ジクロロエチレンおよびトランス-1,2-ジクロロエチレン	0.04mg/L以下	
17	ジクロロメタン	0.02mg/L以下	
18	テトラクロロエチレン	0.01mg/L以下	
19	トリクロロエチレン	0.01mg/L以下	
20	ベンゼン	0.01mg/L以下	
21	塩素酸	0.6mg/L以下	消　毒 副生成物
22	クロロ酢酸	0.02mg/L以下	
23	クロロホルム（トリクロロメタン）	0.06mg/L以下	
24	ジクロロ酢酸	0.03mg/L以下	
25	ジブロモクロロメタン	0.1mg/L以下	
26	臭素酸	0.01mg/L以下	
27	総トリハロメタン（23,25,29,30の総和）	0.1mg/L以下	
28	トリクロロ酢酸	0.03mg/L以下	
29	ブロモジクロロメタン	0.03mg/L以下	
30	ブロモホルム	0.09mg/L以下	
31	ホルムアルデヒド	0.08mg/L以下	
32	亜鉛およびその化合物	1.0mg/L以下	着　　色
33	アルミニウムおよびその化合物	0.2mg/L以下	
34	鉄およびその化合物	0.3mg/L以下	
35	銅およびその化合物	1.0mg/L以下	
36	ナトリウムおよびその化合物	200mg/L以下	味
37	マンガンおよびその化合物	0.05mg/L以下	着　　色
38	塩化物イオン	200mg/L以下	味
39	カルシウム，マグネシウム等（硬度）	300mg/L以下	
40	蒸発残留物	500mg/L以下	
41	陰イオン界面活性剤	0.2mg/L以下	発　　泡
42	ジェオスミン	0.00001mg/L以下	か　び　臭
43	2-メチルイソボルネオール	0.00001mg/L以下	
44	非イオン界面活性剤	0.02mg/L以下	発　　泡
45	フェノール類	0.005mg/L以下	臭　　気
46	有機物［全有機炭素（TOC）の量］	3mg/L以下	味
47	pH値	5.8以上8.6以下	基礎的性状
48	味	異常でないこと	
49	臭　気	異常でないこと	
50	色　度	5度以下	
51	濁　度	2度以下	

のである。表8－1の左欄番号32の亜鉛以下は，飲料水に色やにおいをつけて味覚を損ねる可能性があるために設定されている。たとえば，ナトリウムは塩味，マンガンは水を黒くする原因となる。ジェオスミンと2－メチルイソボルネオールは藍藻類（らんそう）によって産生されるかび臭の原因物質である。41と44の界面活性剤は高濃度に含まれると泡立ちの原因となる。46の有機物は味に関係する。47以下の基礎的性状としては，臭気，色，濁りなどについての基準がある。

（2）水質管理目標設定項目

　現在は水道水における検出レベルがきわめて低いことから，基準項目にする必要のないものである。今後，水道水に検出される可能性があるものなど，水質管理上で設定されている（表8－2）。管理項目のいくつかは基準項目と重複しているが，目標値は低く抑えられている。無機物・重金属は，工場排水，生活排水などに由来する。一般有機物は主に溶剤として使用される。消毒副生成物は水中の有機物と消毒剤が反応して生成する。農薬については水道事業者が水源流域で使用されていると判断した農薬を対象とする。農薬ごとの検出値をそれぞれの目標値で除し，その合計値1以下が基準である。メチル-t-ブチルエーテル（MTBE）はガソリンのアンチノック剤である。臭気強度（TON）は臭気を感知できなくなるまで，臭気のない水で希釈した時の希釈倍数をいう。腐食性（ランゲリア指数）とは金属やコンクリートなどを腐食させる程度を示す指標であり，その値が負であれば腐食性があることになる。従属栄養細菌とは，生育に無機物と有機物を必要とする細菌である。浄水処理や消毒効果を評価するのに設定された。

（3）要検討項目

　毒性が不明，あるいは水道水で検出状況が明らかでないなどの物質，46項目からなる（2021（令和3）年）。これらの項目は，ノニルフェノール，ビスフェノールAなどの内分泌かく乱物質，金属，消毒副生成物のデータを収集していくというものである。なお，要検討項目にあるMX（Mutagenicity X）とは変異原性は認められているが，特定されていないハロゲン化合物のことである。

表8 - 2　水質管理目標設定項目（2020（令和2）年4月1日適用）

	項　　目	目　標　値	区　分
1	アンチモンおよびその化合物	0.02mg/L以下	無機物 ・重金属
2	ウランおよびその化合物	0.002mg/L以下（暫定）	
3	ニッケルおよびその化合物	0.02mg/L以下	
4	1,2-ジクロロエタン	0.004mg/L以下	一般有機物
5	トルエン	0.4mg/L以下	
6	フタル酸ジ（2-エチルヘキシル）	0.08mg/L以下	
7	亜塩素酸	0.6mg/L以下	消毒副生成物
8	二酸化塩素	0.6mg/L以下	消　毒　剤
9	ジクロロアセトニトリル	0.01mg/L以下（暫定）	消毒副生成物
10	抱水クロラール	0.02mg/L以下（暫定）	
11	農　薬　類	1以下	農　　薬
12	残留塩素	1 mg/L以下	臭　　気
13	カルシウム，マグネシウム等（硬度）	10mg/L以上　100mg/L以下	味
14	マンガンおよびその化合物	0.01mg/L以下	臭　　気
15	遊離炭酸	20mg/L以下	味
16	1,1,1-トリクロロエタン	0.3mg/L以下	臭　　気
17	メチル-t-ブチルエーテル（MTBE）	0.02mg/L以下	一般有機物
18	有機物等（過マンガン酸カリウム消費量）	3 mg/L以下	味
19	臭気強度（TON）	3以下	臭　　気
20	蒸発残留物	30mg/L以上　200mg/L以下	味
21	濁　　度	1度以下	基礎的性状
22	pH　値	7.5程度	腐　　食
23	腐　食　性（ランゲリア指数）	－1程度以上とし， 極力0に近づける	
24	従属栄養細菌	2,000/mL以下（暫定）	病原生物の指標
25	1,1-ジクロロエチレン	0.1mg/L以下	一般有機物
26	アルミニウムおよびその化合物	0.1mg/L以下	着　　色
27	ペルフルオロオクタンスルホン酸（PFOS）およびペルフルオロオクタン酸（PFOA）	0.00005mg/L以下（暫定）	一般有機物

3．塩　素　消　毒

　浄水処理の沈澱とろ過によって細菌の90％以上を除去できるが，衛生的に完全な水にするには塩素消毒が不可欠である。水を液体塩素などで塩素消毒すると次亜塩素酸と次亜塩素酸イオンが生成する。これらを**遊離残留塩素**という。水中にアンモニアやアミノ酸が含まれていると，塩素と反応してクロラミンという物質が生じる。これを**結合残留塩素**という。

殺菌力は次亜塩素酸が最も強く，次いで次亜塩素酸イオン，結合残留塩素の順である。水を塩素処理するとにおいがするが，それはクロラミンによるものである。すなわち，結合残留塩素のにおいで，別名を**カルキ臭**ともいう。

（1）残留塩素の基準

　水道水は衛生上必要な措置として塩素消毒が義務づけられている。水道法施行規則で次のような残留塩素の下限値が定められている。

　すなわち，「給水栓における水が，遊離残留塩素を0.1mg/L（結合残留塩素の場合は，0.4mg/L）以上保持するように塩素消毒をすること。ただし，供給する水が病原生物に著しく汚染されるおそれがある場合又は病原生物に汚染されたことを疑わせるような生物若しくは物質を多量に含むおそれがある場合の給水栓における水の遊離残留塩素は，0.2mg/L（結合残留塩素は1.5mg/L）以上とする」（第17条第1項第3号）となっている。

（2）塩素消毒のメリットとデメリット

　塩素消毒は経口感染症を予防するために行われてきたが，現在はこれらの感染症はほとんどみられない。感染症が激減して，塩素消毒の重要性は実感できなくなっているが，実際は現在でもその重要性は変わっていない。水が衛生的に保たれていなければ，食品などの衛生を守ることはできないのである。

　水道水の塩素消毒に伴う問題点もある。残留塩素が水道水源中の有機物と反応して，微量のトリハロメタン，ホルムアルデヒド，ジクロロ酢酸などの消毒副生成物を生成する。トリハロメタンとは，メタンの4個の水素のうち3個が塩素または臭素で置き換わった化合物である。水道水中に最も多いものは塩素に3個置き換わったクロロホルム（トリクロロメタンともいう）である。クロロホルムとブロモジクロロメタンは発がん性が疑われている。しかし，塩素消毒を行わないことによる感染症などの危険性と発がん性との問題を比較すると，前者の問題のほうがはるかに大きいと考えられている。消毒副生成物は安全性が十分に考慮されて基準が設けられているので問題はないと考えられる。

4．ミネラルウォーター類

　ミネラルウォーター類の国内生産量と輸入量の合計は1990（平成2）年には175,348kLであったのが，2019（令和元）年には4,000,729kLとなり，22倍以上に増加した。日本の1人当たりの消費量は年間約31.7Lとなっている。

　ミネラルウォーター類は水のみを原料とする**清涼飲料水**で，清涼飲料水には成分規格や製造基準などが定められている。成分規格の一般規格では，**混濁**と**沈殿物**を認めない（原材料の成分や着香などによるものを除く），金属製容器包装では**スズ**の含有量は150.0ppm未満，**大腸菌群**は陰性であることが定められている。

　ミネラルウォーター類の個別規格は，殺菌や除菌の有無で異なる。すべてのミネラルウォーター類に適用される共通の個別規格を表8－3に示した。さらに，殺菌や除菌を行わないもので容器包装内の二酸化炭素圧力が20℃で98kPa（キロパスカル）未満のものは，**腸球菌**と**緑膿菌**が陰性でなければならない。殺菌や除菌を行うものには表8－3および表8－4の基準が適用される（2021（令和3）年6月29日現在）。

　製造基準では，容器包装内の二酸化炭素圧力が20℃で98kPa未満で殺菌や除菌を行わないものの原水は，鉱水のみとし，成分等が安定し，環境汚染物質を含まず，病原微生物に汚染されたものや汚染を疑わせるような生物や物質を含まず，芽胞形成亜硫酸還元嫌気性菌，腸球菌，緑膿菌，大腸菌群が陰性であり，細菌数が5個/mL以下でなければならない。直接採水した原水は，沈殿，ろ過，曝気，二酸化炭素の注入，脱気以外の操作をせずに，衛生的に充填し，容器包装詰め直後の製品の細菌数は20個/mL以下でなければならない。

　容器包装内の二酸化炭素圧力が20℃で98kPa以上で殺菌や除菌を行わないものと殺菌や除菌を行うものの原水は，細菌数が100個/mL以下で，大腸菌群が陰性でなければならない。さらに，製造基準には殺菌や除菌の方法などが定められており，保存基準もある。

表8-3 ミネラルウォーター類共通の成分規格

1	アンチモン	0.005mg/L以下
2	カドミウム	0.003mg/L以下
3	水　銀	0.0005mg/L以下
4	セレン	0.01mg/L以下
5	銅	1 mg/L以下
6	鉛	0.05mg/L以下
7	バリウム	1 mg/L以下
8	ヒ　素	0.01mg/L以下
9	マンガン	0.4mg/L以下
10	六価クロム	0.02mg/L以下
11	シアン(シアンイオンおよび塩化シアン)	0.01mg/L以下
12	亜硝酸性窒素	0.04mg/L以下
13	硝酸性窒素および亜硝酸性窒素	10mg/L以下
14	フッ素	2 mg/L以下
15	ホウ素	5 mg/L以下

表8-4 殺菌や除菌を行うミネラルウォーター類の成分規格

1	亜塩素酸	0.6mg/L以下
2	塩素酸	0.6mg/L以下
3	クロロ酢酸	0.02mg/mL以下
4	クロロホルム	0.06mg/L以下
5	残留塩素	3 mg/L以下
6	四塩化炭素	0.002mg/L以下
7	1,4-ジオキサン	0.04mg/L以下
8	ジクロロアセトニトリル	0.01mg/L以下
9	1,2-ジクロロエタン	0.004mg/L以下
10	ジクロロ酢酸	0.03mg/mL以下
11	ジクロロメタン	0.02mg/L以下
12	シス-1,2-ジクロロエチレンおよびトランス-1,2-ジクロロエチレン	シス体とトランス体の和として0.04mg/L以下
13	ジブロモクロロメタン	0.1mg/L以下
14	臭素酸	0.01mg/L以下
15	総トリハロメタン	0.1mg/L以下
16	テトラクロロエチレン	0.01mg/L以下
17	トリクロロエチレン	0.004mg/L以下
18	トリクロロ酢酸	0.03mg/mL以下
19	トルエン	0.4mg/L以下
20	フタル酸ジ（2-エチルヘキシル)	0.07mg/mL以下
21	ブロモジクロロメタン	0.03mg/L以下
22	ブロモホルム	0.09mg/L以下
23	ベンゼン	0.01mg/L以下
24	ホルムアルデヒド	0.08mg/L以下
25	有機物等（全有機炭素）	3 mg/L以下

26	味	異常でないこと
27	臭　気	異常でないこと
28	色　度	5度以下
29	濁　度	2度以下

　ミネラルウォーター類はその名称から硬度が高いと思われている。硬度は水中のCa^{2+}とMg^{2+}の量を$CaCO_3$に換算してmg/Lで表す。国産のミネラルウォーター類の硬度は20〜60mg/Lで水道水とほぼ同じである。一方，ヨーロッパから輸入されるものは，国産と同じ硬度のものもあるが，180mg/L以上のものが多いという報告がある。一般にわが国では硬度が100mg/L未満の水を軟水（ヨーロッパでは200mg/L未満），100mg/L以上の水を硬水といっている。

5．水を汚さないために

　かび臭やカルキ臭が気になったり，トリハロメタンがこわい，また水道水がおいしくないという苦情が，とくに水質の良い地域から大都市に移住した人々のなかに多いのが現状である。おいしい水の水質要件では，多くの研究で，異常なにおいも味もないこと，水温が10〜15℃ぐらいと低いこと（体温より20〜25℃低いときに最もおいしく感じる）などが報告されている。

　水道水を安価においしくするのに煮沸するという方法がある。ヤカンの水が沸騰したらふたを開け2〜3分間，においなどが強い場合は5分程度，沸騰を持続させる。この処理でカルキ臭やかび臭を除去できる。さらに，トリハロメタンやコンピュータ工業などで使用されて地下水汚染が問題となっているトリクロロエチレンなどの揮発性有機化合物も除くことができる。また，クリプトスポリジウムなどの原虫も完全に死滅する。沸騰させ，これを冷やして飲むことにより，臭味が改善され，安全性も増すこととなる。

　沸騰させて改善しても，臭味に不満な場合には浄水器の使用がある。一般にカルキ臭などのにおいは活性炭で除去できるが，鉄さびなどの濁りも除去したい場合は中空糸膜を併用したものがよいといえる。浄水器は高価なものがよいとは限らず，蛇口直結型のもので十分であり，カートリッジの交換を説明書の

取り替え時期を参考にして早めに行うことが重要となる。

　水の汚染の原因は，現在では産業排水より生活排水による影響のほうが大きいという事実がある。わが国の下水道の普及率はまだ十分とはいえず，その整備が望まれる（2020（令和2）年3月末現在，下水道処理人口普及率79.7％）。下水道のないところでは合併処理浄化槽（トイレと台所などの下水の両方を処理する方式）の設置が推進されることが急務である。

　現状では蛇口から出る水を問題とすることが多いが，水はやがて雨となり，それをまた使うというように循環するものである。水を汚さないことが飲料水をおいしく保つ最大の方策である。このことは，安全性をクリアすることともなるのである。

食品の安全流通と表示

9

★ 概要とねらい

　消費者・使用者が安全な食品を選択できるように，「農場から食卓まで」のフードチェーンに携わるすべての事業者は食品の安全性確保に努めるとともに，正確な情報を提供しなければならない。そのために，表示が果たす役割はきわめて重要である。

　本章では，まず食品の表示に関する法律，生鮮食品の原産地表示と加工食品の一括表示，アレルギー物質，遺伝子組換え食品，保健機能食品などの表示について大略を述べ，消費期限と賞味期限の定義と留意事項を解説した。

　食品添加物については，定義，分類，摂取量，使用のメリットとデメリット，指定と規格および使用基準，安全性試験，表示について解説したのち，主な指定添加物の用途，作用，特徴をまとめて表示し，読者の便宜を図った。

　輸入食品については，消費者の関心の動向，輸入状況と主な食品衛生法違反事例を紹介し，安全確保対策を示した。

　遺伝子組換え食品については，遺伝子組換えの方法，遺伝子組換え作物の特徴と栽培・利用状況，安全性評価基準について解説し，その表示対象食品と表示方法を説明した。

　食事性アレルギーについては，その原因と診断，アレルギー発症のしくみと症状を解説し，表示が義務づけられた特定原材料 8 品目と，表示が勧められている20品目を示した（2023年改正）。

　食品中の発がん物質については，加熱調理で発生するものと体内で生じるものに分けて解説し，がん予防のための食生活での留意事項を紹介した。

1. 食品の表示

（1） 食品表示法の公布・施行

　2009（平成21）年の消費者庁発足に伴い，「**食品衛生法**」「**JAS法**」「**健康増進法**」の三法に基づく表示規制に係る事務を消費者庁が一元的に所管することとなった。これに合わせ，①飲食に起因する衛生上の危害発生防止を目的とした「食品衛生法」，②原材料や原産地等品質を適切に表示することで消費者の選択への寄与を目的とした旧「JAS法」，③栄養の改善その他の国民の健康の増進を図ることを目的とした「健康増進法」の三法に含まれていた表示に係る規定を整備・統合し，2015（平成27）年に**食品表示法**が施行された。この法律は，食品の表示に関する包括的かつ一元的な制度を創設し，食品を摂取する際の安全性を向上させるとともに，一般消費者の自主的かつ合理的な食品選択の機会を確保することを目的としている。

（2） 食品の表示方法

　食品表示法に基づく**食品表示基準**は，「加工食品」「生鮮食品」「添加物」に区分し，それぞれ「食品関連事業者」と「食品関連事業者以外」の販売者に係る基準を，食品の性質等に照らし，できる限り共通ルールにまとめている。また，**栄養成分表示**について，実行可能性等の観点から義務化にふさわしい内容に見直し，対象成分，対象食品，対象事業者等について規定している。

　一般用加工食品の横断的義務表示事項は，名称，保存の方法，消費期限または賞味期限，原材料名，添加物，内容量または固形量および内容総量，栄養成分の量および熱量，食品関連事業者の氏名または名称および住所，製造所または加工所の所在地および製造者または加工者の氏名または名称である。主要なアレルゲンである**特定原材料8品目**（p.171参照）を原材料とする加工食品およびそれらに由来する添加物を含む食品については**特定原材料を含む旨を表示**する必要がある。特定原材料に準ずる20品目（p.171参照）を含む加工食品につい

名　称
原材料名
添加物
原料原産地名
内容量
固形量
内容総量
消費期限
保存方法
原産国名
製造者

図 9 - 1　食品表示基準第 8 条　表示の方式等（別記様式 1 ）

ては，当該食品を原材料として含む旨を可能な限り表示するよう努めることと
されている。個別の食品についての表示事項は食品表示基準別表第 4 に示され
ている。その他の個別の食品の表示方法は同基準別表第19に，表示の様式は同
基準別記様式 1 （図 9 - 1 ）に，表示禁止事項は同基準別表22に示されている。

　一般用生鮮食品についての横断的義務表示事項は食品表示基準第18条に示さ
れており，名称，原産地を表示することとされている。

　このほか，組換えDNA技術を用いて生産された農産物や，特定の食品にあっ
ては，当該食品の原材料である遺伝子組換え作物が遺伝子組換え食品であるこ
とを表示しなければならない（p.163参照）。

（3）消費期限または賞味期限

　食品表示基準によると，消費期限は，「定められた方法により保存した場合
に，腐敗，変敗その他の品質の劣化に伴い安全性を欠くおそれがないと認めら
れる期限」をいい，賞味期限は，「定められた方法で保存した場合に，期待され
る全ての品質の保持が十分に可能と認められる期限をいう。ただし，当該期限
を超えた場合でも，これらの品質が保持されていることがあるもの」とされて
いる。品質が急速に劣化する食品には消費期限を，比較的品質が劣化しにくい

食品には賞味期限を表示すべきとされている。これらの期限は，容器包装を開封する前の状態で保存した場合の期限を示し，通常，「年月日」まで表示しなければならないが，賞味期限を表示すべき食品のうち，製造日から賞味期限までの期間が３か月を超えるものは，「年月」での表示が認められている。

　消費期限または賞味期限の設定は，食品の特性，品質変化の要因や原材料の衛生状態，製造・加工時の衛生管理の状態，容器包装の形態，保存状態等の諸要素を勘案し，科学的，合理的に行う必要がある。このため原則として，①輸入食品以外の食品にあっては製造業者，加工業者または販売業者が，②輸入食品にあっては輸入業者が責任を持って期限を設定し，表示する。

（4）加工食品の原料原産地表示

　2017(平成29)年の食品表示基準改正により加工食品の原料原産地表示が拡大された。対象は輸入品以外の加工食品であり，原材料に占める重量の割合が最も高いものの原産地を記載する。対象原材料が生鮮野菜であれば，国産品にあっては国産である旨を，輸入品にあっては原産国名を表示する。ただし，農産物・畜産物にあっては都道府県名その他一般に知られている地名で，水産物にあっては生産した水域の名称，水揚げした港名，主たる養魚場が属する都道府県名で表示できる。対象原材料が加工食品であれば，国産品にあっては「国内製造」，輸入品にあっては「〇〇製造」（〇〇は原産国名）と表示する。

　２以上の原産地で，重量の割合の順序が変動する可能性がある場合は過去の使用実績等から重量の割合の高い原産地から順に「又は」を用いて表示できる。３以上の外国が原産地のものを使用し，かつ，当該対象原材料に占める重量の割合の順序が変動する可能性があれば，対象原材料が生鮮食品である場合には「輸入」等と，加工食品である場合には「外国製造」等と表示できる。対象原材料として国産品および３以上の外国が原産地のものを使用し，重量の割合の順序が変動する可能性がある場合であって対象原材料が生鮮食品である場合には「国産又は輸入」等と，加工食品である場合には「国内製造又は外国製造」等と，一定期間使用割合の高いものから順に表示することができる。

（5） 栄養成分表示

　栄養成分表示が義務づけられる項目は，たんぱく質，脂質，炭水化物，ナトリウムの量，熱量である。ナトリウムについては食塩相当量で表示を行う。なお，食品表示基準第6条において，一般用加工食品を販売する際には，飽和脂肪酸の量，食物繊維の量の表示を積極的に推進するよう推奨されている。

　栄養機能食品とは，食品表示基準に掲げられた無機成分，ビタミン等の栄養成分を含むものとして，食品表示基準に従い，任意でそれらの栄養成分の機能の表示をする食品をいう。なお，特別用途食品および添加物を除き，容器包装に入れられたものに限られる。また，錠剤，カプセル剤等の形状の加工食品にあっては，カリウムを機能の表示の対象から除く。

　栄養成分の補給ができる旨の表示，栄養成分または熱量の適切な摂取ができる旨の表示，糖類またはナトリウムを添加していない旨の表示を行う場合は，栄養成分ごとに定められた基準値の条件を満たす必要がある。

（6） 機能性表示食品制度

　保健機能食品制度として，国が有効性や安全性を個別に審査し許可した「特定保健用食品」と前述の「栄養機能食品」に加え，食品表示基準において新たに「機能性表示食品」が位置づけられた。国の定めるルールに基づき，事業者の責任において食品の安全性と機能性に関する科学的根拠などの必要な事項を，販売の60日前までに消費者庁長官に届け出れば，機能性（疾病に罹患していない者に対し，機能性関与成分によって健康の維持および増進に関する特定の保健の目的が期待できる旨）を表示することができる。生鮮食品を含め，すべての食品が対象となる。届け出られた情報は，消費者庁のウェブサイトで公開される。

（7） 自主回収の届出制度

　2018（平成30）年の食品衛生法改正に伴い自主回収の届出制度が導入された。これに合わせ，食品表示法も改正され，いずれも2021（令和3）年6月から施行された。

届出の対象は，食品表示法第6条第8項に規定するアレルゲン，消費期限，食品を安全に摂取するために加熱を要するかどうかの別その他の食品を摂取する際の安全性に重要な影響を及ぼす事項として内閣府令（平成27年内閣府令第11号）で定めるものについて食品表示基準に従った表示がされていない食品の販売において，自ら当該食品を回収した場合である。

　アレルゲンのうち，特定原材料に準ずるものの表示不備を理由として自主回収を行った場合も，積極的な届出を行うことが望ましい。

２．食 品 添 加 物

（1）定　　　義

　食品添加物とは，食品衛生法第4条第2項に「食品の製造の過程において又は食品の加工若しくは保存の目的で，食品に添加，混和，浸潤その他の方法によって使用する物をいう」とされている。食品に元来含まれていない物質を食品の製造の過程で使用した場合，その物質がその過程で消失・除去され最終食品にほとんど残存していなくても，それは添加物を使用したということになる。

　日本では，1995（平成7）年に食品衛生法が改正されるまでは，化学的手段により得られた「化学的合成品」と呼ばれていたもののみが主な対象となり，天然のいわゆる天然添加物については，ほとんど規制の対象にはなっていなかったが，この法律改正により，合成と天然の違いにかかわらず，一部の天然添加物を除き，すべてが規制の対象となった。しかし一部例外として，天然香料（動植物から得られた物又はその混合物で，食品の着香の目的で使用される添加物：食品衛生法第4条第3項）および一般に食品として飲食に供されているものであって添加物として使用されるものを除く（食品衛生法第12条）とされている。

　これにより食品添加物として使用できる品目は，指定添加物と呼ばれる472品目（2021（令和3）年1月現在）と，法改正以前から使われていた天然添加物で「既存添加物名簿」に収載されている357品目（2021（令和3）年1月現在）のほか天然香料，一般に食品として飲食に供されている一般飲食物添加物がある。

（2）歴　　史

　地球上に人類が誕生したころ，ヒトは食品として，自然界に存在する植物，果実，動物，魚などを生で食していたと考えられる。しかし，人類は火を発見し，食品を加熱することによりおいしく，そしてその煙を利用しいぶす，すなわち燻製品とすることによって保存性が高まることを発見したと考えられる。

　一方，岩塩や海水中の食塩を味つけや保存に利用できることや，海水から得られた食塩の中に含まれる苦味のある成分（にがり）が大豆のたんぱく質を凝固させることを知り，中国では千数百年前に豆腐をつくったといわれている。

　また，食料生産にゆとりが出てきたことにより，嗜好性を満足させるため，あるいは宗教上の儀式に利用するなどの目的のため，植物や果実を利用して，味や色，香りなどをつけることを学んだ。

　さらに，ヒトは自然界に存在する天然物質を利用するだけにはとどまらず，化学の進歩とともに，天然物に含まれる有効成分を見つけ，18世紀後半から19世紀前半にかけての技術の進歩に合わせ，化学的合成品と呼ばれる食品添加物が合成されるようになった。1856年には合成色素が，1879年にはサッカリンが，1908年には昆布からグルタミン酸ナトリウムが抽出され，さらに20世紀にかけ，次々と新たな物質が合成され食品の加工に利用されるようになった。

　その結果として多くの問題も表面化し，日本では，1878（明治11）年「アニリン其の他の鉱物性の絵具染料を以て飲食物に着色するもの取締方」が政府から各府県に通達され，規制が始まった。1900（明治33）年には，「飲食物其の他の物品取締に関する法律」が制定され，食品に添加される物質について規制が始まり，同年「有害性着色料取締規則」，1901（明治34）年「人工甘味質取締規則」，1903（明治36）年「飲食物防腐剤取締規則」などが制定された。

　戦後になり，1947（昭和22）年には上記の法律および規則に代わり，食品衛生法が制定された。この法律のもとで「人の健康を損なうおそれのないもの」として60品目の添加物が指定されたが，この時点での安全性のチェックは不備であり，その後，1955（昭和30）年に起こった俗にいう「ヒ素ミルク事件」を契機として，1957（昭和32）年には食品衛生法が改正され，化学的合成品の定義が明

確にされるとともに,「食品添加物公定書」が編さんされた。また,安全性の評価方法についても見直され,1972（昭和47）年には,国会において「食品添加物の使用は極力制限するべきである」との決議がなされた。その後,1991（平成3）年には,食品衛生法施行規則第5条が大幅に変更され,容器包装に入れられた加工食品に使用された添加物は原則として,一部免除されるもの（p.147参照）を除き,化学的に合成されたものであっても,天然由来のものであってもすべて表示することが義務づけられ,さらに,1995（平成7）年,天然の添加物についても新たに使用されるものについては,化学的合成品と同様,厚生労働大臣（当時は厚生大臣）の許可による指定を受けることが必要となった。

（3）分　　類

　添加物には化学的に合成されるものと,天然物から化学合成反応以外の方法でとりだした天然由来の添加物がある。いずれも食品に添加するものという意味では差はなく,役割的には以下のように分類できる。

　①　**食品の製造・加工に必要なもの**　　豆腐用凝固剤,かんすい,乳化剤,膨張剤,製造用剤など。

　②　**食品の変質・腐敗を防止するもの**　　保存料,防かび剤,殺菌料,酸化防止剤など。

　③　**食品の品質向上に必要なもの**　　乳化剤,増粘剤,安定剤,ゲル化剤,糊料など。

　④　**食品の嗜好性を高めるもの**　　着色料,発色剤,漂白剤,酸味料,甘味料,調味料,香料など。

　⑤　**栄養素の強化・補充をするもの**　　ビタミン,アミノ酸,ミネラルなど。

（4）摂　取　量

　添加物の摂取量を調査する方法としては,以下のようなものがあげられる。
　①　食品添加物の生産量から算出する方法
　②　使用量から算出する方法

③　使用基準の最大値を使用したと仮定して算出する方法

④　食品に含有されている量を測定する方法

①は生産された添加物が食品以外のおもちゃや化粧品などにも使用されていること，②は加工中に熱などの作用により分解されるものもあること，またこの両者からでは輸入食品に含有される添加物の量が把握できないこと，③は実際の食品への添加量が使用基準を下まわっていることが多く，使用基準のないものもあることなどの理由から，①から③の方法はいずれも不適当である。そのため，④の方法が最も現実に近い正確な数字が得られるとされている。

この④の方法は，スーパーなどで販売される食品中に含まれる食品添加物量を分析し，その結果に国民健康・栄養調査に基づく食品の喫食量を乗じ摂取量を求めるもので，マーケットバスケット方式と呼ばれる。厚生省が1991（平成3）年から1996（平成8）年にかけ食品添加物の摂取量を調査し，日本人の食品添加物の摂取量が報告された（矢田朋子ほか　日本食品化学学会誌　2　54〜63　1995，5　178〜190　1998，伊藤誉志男　食品衛生研究　50　89〜125　2000）。

また，厚生労働省ホームページには，2000（平成12）年以降，毎年添加物ごとの一日摂取量調査の結果報告が行われている。直近では，2018（平成30）年「保存料・着色料・甘味料・プロピレングリコール・リン酸化合物」「清涼飲料水中の安息香酸」，2019（令和2）年「マーケットバスケット方式による甘味料の摂取量調査」を行っている。

（5）使用のメリットとデメリット

薬などと同様に，食品添加物にもメリットとデメリットがある。もちろんメリットがあればこそ食品添加物として指定され，使用が許可されているわけであるが，その使用法を誤れば，デメリットが大きな比重を占めることになる。

1）　メリット

①　食品の微生物の増殖や酸化を抑えることにより，保存性あるいは安全性（食中毒予防など）を高めることができる。

②　保存性を上げることにより資源のむだを省くことができる。

③ 栄養素の強化ができる。

④ 食品の色，香り，味などの嗜好性が高められる。

⑤ 食品の製造過程で使用することにより，作業工程の短縮あるいは大量生産を可能にするなど作業能率を上げることができる。

2） デメリット

① 使用法を誤れば毒性が現れることがある。

② 効果を期待しすぎると，食品の取り扱いがずさんになることがある。

（6） 指定と規格および使用基準

　食品添加物は，「人の健康を損なうおそれのない場合として厚生労働大臣が薬事・食品衛生審議会の意見を聴いて定める場合を除いては，添加物（天然香料及び一般に食品として飲食に供されている物であって添加物として使用されるものを除く）並びにこれを含む製剤及び食品は，これを販売し，又は販売の用に供するために，製造し，輸入し，加工し，使用し，貯蔵し，若しくは陳列してはならない」（食品衛生法第12条）と規定されている。

　食品添加物指定に際しての基本的な考えは以下のとおりである。

① 安全性が実証されている，あるいは確認されていること。

② 消費者へ利益を与えるものであること。

　・食品の製造加工に必要不可欠なもの。

　（その際，製造加工法の変更などが比較的安価に実行可能であって，その結果として，添加物を使用しなくてすむ場合を除く）

　・栄養価を維持させるもの。

　・腐敗，変質，その他の化学的変化を防ぐもの。

　・食品の嗜好性を高めるもの。

　（しかし，粗悪な原料や，品質をごまかし，消費者をだますようなものであってはならない）

③ 使用の目的に対して十分な効果が期待されること。

　効果に関しては，すでに指定されている添加物と比較して同等以上の効

果があること，または2種以上の効果を併有することが望ましい。

④　食品に添加された後，原則として化学分析により確認できること。

　さらに，近年の国際化において，食品についても諸外国との調和（グローバル・ハーモニゼーション）が求められるようになり，新規に指定の要請があった食品添加物に対しては，以下の基本的な方針が示されている。

　a．FAO／WHOによる安全性評価がA（1）ランク（国際的に安全評価を終了し，安全性について問題なしとされたもの）

　b．国際的に広く使用が認められているもの

　c．現時点での科学的検討が可能な資料が整っていること

　この条件を満たすものについて，食品安全委員会において安全性を評価後，薬事・食品衛生審議会の意見を聴き，最終的に厚生労働大臣が指定する。

　このような過程を経て，食品添加物としての指定が認められたものについて，厚生労働大臣により成分規格および使用基準が定められている。

　成分規格は，添加物に有害物や不純物の混入を防ぐためのものである。食品衛生法第13条に基づき，添加物の品質や純度に関する成分の規格および基準が定められている。

　使用基準は，食品添加物を過剰に摂取すると健康に悪影響を与えるものもあるために設けられ，使用目的，使用できる食品，その使用量および使用方法を制限している。しかし，安全性がきわめて高く，日常広く食用に供されているような添加物に対しては使用基準は設定されていない。

　また，添加物そのものの保存について，とくに注意を要するものについては保存基準も定められている。

（7）安全性試験

　食品添加物は安全なものでなくてはならない。現在，食品添加物の安全性評価は動物実験の資料をもとに十分な安全率を乗じて定められている。

　評価方法は，JECFA（FAO／WHO合同食品添加物専門家委員会，Joint FAO／WHO Expert Committee on Food Additives）が「食品添加物の安全性確認試験法」

（1957年）とその後の勧告により安全性評価法を示し，この勧告に準じ日本でも1965（昭和40）年に**食品添加物の指定基準**が設定された。その後，1974（昭和49）年には食品添加物の遺伝的安全性検討の暫定基準が示され，さらに1995（平成7）年に食品衛生法の一部改正に伴い食品添加物の指定基準が見直されている。

新たな食品添加物の申請には表9－1に示した資料を提出する必要がある。**安全性試験**の試験内容について以下に示す[1]。

① **28日間，90日間および1年間反復投与毒性試験**　げっ歯類1種（通常，ラット）および非げっ歯類1種（通常，イヌ）で実施し，原則雌雄同数を用いる。投与期間は亜急性毒性試験で28日間，90日間，慢性毒性試験で12か月以上。

② **発がん性試験**　げっ歯類2種以上（通常，ラット，マウスまたはハムスター）で実施し，原則雌雄同数を用いる。投与期間は，経口により週7日として，ラットでは24か月以上30か月以内，マウスでは18か月以上24か月以内とする。

③ **1年間反復投与毒性／発がん性併合試験**　①および②に準じる。

表9－1　食品添加物の指定申請に要する資料

Ⅰ．添加物の概要	Ⅲ．安全性に係る知見
1．名称及び用途	1．体内動態試験
2．起源又は発見の経緯	2．毒性試験
3．諸外国における使用状況	（1）亜急性毒性試験及び慢性毒性試験
4．国際機関等における安全性評価	（2）発がん性試験
5．物理化学的性質	（3）1年間反復投与毒性試験／発がん性併合試験
（1）構造式等	（4）生殖毒性試験
（2）製造方法	（5）出生前発生毒性試験
（3）成分規格	（6）遺伝毒性試験
（4）食品添加物の安定性	（7）アレルゲン性試験
（5）食品中の食品添加物の分析法	（8）一般薬理試験
6．使用基準案	（9）その他の試験
7．その他	3．ヒトにおける知見
Ⅱ．有効性に関する知見	4．一日摂取量の推計等
（1）食品添加物としての有効性及び他の同種の添加物との効果の比較	Ⅳ．引用文献一覧
（2）食品中での安定性	
（3）食品中の栄養成分に及ぼす影響	

（厚生労働省　食品添加物の指定及び使用基準改正要請資料作成に関する手引　2014　p.57）

④ **生殖毒性試験**　げっ歯類1種以上（通常，ラット）で実施し，原則雌雄同数を用いる。被験物質は経口により週7日投与することを原則とする。なお，従来の「繁殖試験」に準じ，被験物質を第一世代，第二世代にわたって投与し，発情，交尾，受胎，分娩，保育などの生殖機能，離乳および出産後の新生児の生育に及ぼす影響を調べるとともに，胎児の死亡，奇形発生に関する予備的情報を得る。

⑤ **出生前発生毒性試験**　げっ歯類1種以上（通常，ラット）および非げっ歯類（通常，ウサギ）の合計2種以上を用い，投与期間を着床日から出産予定日の前日までとし，妊娠動物に連日投与する。従来の「催奇形性試験」に準じ，胎児の発生，発育に対する影響，とくに催奇形性に関して調べる。

⑥ **遺伝毒性試験**　従来の「変異原性試験」に準じ，被験動物のDNAへの影響と，その結果，遺伝子突然変異または染色体異常の発生の有無を調べるが，狭義の「変異原性」に限定することなく，遺伝毒性全般に関わる試験結果をもとに評価を行う。変異原性試験としては，「微生物を用いる復帰突然変異試験」，「哺乳毒物培養細胞を用いる染色体異常試験（*in vivo*小核試験等での実施も可）」および「げっ歯類を用いる小核試験」を実施する。

⑦ **アレルゲン性試験**　抗原性（アレルギー原性）について調査する。

⑧ **一般薬理試験**　被験動物の生体機能に及ぼす影響を，主として薬理学的手法を用いて動物の血圧，体温，その他さまざまな薬理試験項目について調査し，被験物質の毒性，副作用を予知するために実施する。

⑨ **その他の試験**　亜急性毒性試験等において神経毒性が疑われた場合には，OECD（経済協力開発機構）テストガイドライン等に準拠した追加試験を実施する。亜急性毒性試験等において免疫毒性が疑われた場合には，ICH（医薬品規制調和国際会議）ガイドライン等に準拠した免疫機能試験を実施する。

上記の試験は，いずれも動物を用いた試験である。ヒトにあてはめるためには十分な安全率を見込む必要がある。JECFAは上記の試験によって得られた結果より，実験動物における**無毒性量**（NOAEL；no observed adverse effect level）に安全係数（通常1/100）を見込み，ヒトが生涯にわたって摂取し続けても安全

であると考えられる1日摂取許容量（ADI）を設定している。安全係数の1/100の基本的考え方は，ヒトと動物の差として10倍，性，年齢，健康状態などの個人差として10倍として，両者を乗じて100倍の安全率を見込んでいる。

　使用基準は，個々の食品から摂取される食品添加物の1日量がこのADI値を超えないように設定される必要があり，使用基準の算定にあたって，対象食品の1日摂取量として国民健康・栄養調査などに基づく食品の平均1日摂取量に1〜10の値（摂取係数）を乗じた値があてられる。

　なお，FAO／WHOはJECFAにおいて食品添加物の**安全性評価**を行っている。安全性評価が十分に検討されADIが設定されているものはA（1）リストとして国際的に広く使用されている。

（8）表　　　示

　食品添加物の表示に関しては，2015（平成27）年4月1日から施行された「食品表示法」において，製造，輸入され包装されている食品すべてに以下の方法で表示することが義務づけられている。表示方法は，物質名による表示，用途名併記による表示，一括名による表示の3つの方法による。

1）物質名による表示

　添加物の**物質名**を表示することが基本であるが，一般の消費者にわかりにくいものや長い名称のものなどについては，たとえばアスコルビン酸ナトリウムをビタミンCあるいはV.C，クエン酸ナトリウムはクエン酸Naというように簡略名や類別名での表示でもよいとされている。

2）用途名併記による表示

　甘味料，酸化防止剤，増粘剤（安定剤，ゲル化剤，糊料），着色料，発色剤，漂白剤，防かび剤，保存料の8種類の用途に用いられる添加物については，甘味料（サッカリンNa）のように，物質名と**用途名**を併記する。

3）一括名による表示

　イーストフード，ガムベース，かんすい，苦味料，酵素，光沢剤，香料，酸味料，チューインガム軟化剤，調味料，豆腐用凝固剤，乳化剤，pH調整剤，膨

張剤（ベーキングパウダー）の14種類のものについては，複数の配合によって機能を示すものであり**一括して表示**する。

　なお，食品表示法の施行に伴い，添加物以外の原材料と添加物は明確に区分して表示することとなった。具体的な方法として，原材料と添加物の間にスラッシュ（／）を入れる，改行する，原材料とは別欄に示す，などがある。さらに，2020（令和2）年7月の改正により，「人工」および「合成」の用語は削除することとなった（経過措置：2022（令和4）年4月実施）。

4）表示が免除される場合

　① **栄養強化の目的で使用されるもの**　　ビタミン類，ミネラル類，アミノ酸類などについて表示が免除されている。

　② **加工助剤**　　食品の製造過程で使用されるが，分解，除去，中和などにより最終製品にほとんど残存しないもの。

　③ **キャリーオーバー**　　原材料に使用され，食品の加工の際には使用されず，最終製品中の残存量が原材料に含まれる量より少なく，しかも効果を示す量より有意に少ないもの。

　以上の3点は表示が免除される。

　その他，表示面積が小さい場合でも，名称，保存方法，期限表示，表示責任者，L-フェニルアラニンを含む旨の表示は省略することができない。

　また，ばら売りされる食品において，防かび剤（または防ばい剤），甘味料（サッカリン，サッカリンカルシウム，サッカリンナトリウム）については使用した旨の表示をすることが指導されている。表示方法は，陳列容器，値札や商品名を記入した札，またはこれらに接近した掲示物に表示する。加えて，添加物の表示の際，「天然」またはこれに類する表現の使用は認められていない。

（9）主な食品添加物

　主な指定添加物を表9-2に示した。これら以外に，栄養強化剤，イーストフード，ガムベース，香料，固結防止剤，小麦粉処理剤，色調調整剤，消泡剤，醸造用剤，製造用剤，チューインガム軟化剤，調味料，豆腐用凝固剤，乳化剤，

表 9 - 2　主な食品添加物（指定添加物）

用途名	目的・作用	主な物質名	特　　徴
甘味料	食品に甘味を付与する。砂糖などの代替え品として砂糖ではなく、肥満予防、糖尿病などの糖質摂取の制限に、あるいは非発酵性などを利用。	サッカリン	水に溶け難い。甘味度はショ糖の300〜400倍。チューインガムのみに使用が許可されている。
		サッカリンナトリウム　サッカリンカルシウム	水にきわめて溶けやすい。甘味度はサッカリンとほぼ同程度。漬け物、佃煮、清涼飲料水、菓子類などに使用される。
		グリチルリチン酸ニナトリウム	水によく溶ける。ショ糖の200倍の甘味を有す。みそ、しょうゆにのみに使用が許可されている。
		スクラロース	水に溶け、熱に安定で、砂糖の代用品として使用される。ショ糖の600倍の甘味を有す。菓子、生菓子、チューインガム、清涼飲料水。ドレッシングなどに使用されている。
		アスパルテーム（使用基準なし）	L-アスパラギン酸とL-フェニルアラニンのジペプチド。水に溶け、ショ糖の200倍の甘味を有す。熱や酸pHの影響を受けやすい。アスパルテーム使用の際は、L-フェニルアラニンを含む旨、表示が必要。
		D-ソルビトール（使用基準なし）	糖アルコールの一種。清涼な甘味を有し、水にきわめて溶けやすい。上品な甘味をごく付与する。保湿作用を有し、菓子類、魚肉練り製品などに使用される。清涼飲料水。ショ糖の60%のカロリー源となる。
着色料	食品の色は加工・貯蔵中に酸化などの作用により変化する。食品の色は食欲等に影響する、そのため嗜好性の向上、あるいは食欲増進などの目的で使用。	β-カロテン	天然に広く存在し、プロビタミンAとしての効果もある。水に不溶で、油脂、バターなどに使用されている。着色剤として強化剤として有機溶媒に溶け、マーガリン、バターなどに使用されている。保存基準あり：遮光した密封容器に入れ、空気を窒素ガスに置換して保存。
		食用赤色2号、3号、40号、102号、104号、105号、106号　食用黄色4号、5号　食用緑色3号　食用青色1号、2号	コールタールから得られるベンゼン、トルエン、ナフタリンなどを主原料として合成される。有害物質混入の危険性が高いことから、厚生労働大臣により有害性検査が義務づけられている。いずれも、水溶性の酸性タール色素である。

分類	概要	品名	性質・用途
		食用色素アルミニウムレーキ（赤色2、3、40号、黄色4、5号、緑色3号、青色1、2号）	水溶性色素にアルミニウム塩を加えて、アルミニウムレーキとして沈澱させたもので、水にはほとんど不溶。やアプラスチックの着色などに用いられる。粉末食品、豆類、のり類、茶。わかめ類には使用不可。
		水溶性アナトー　ノルビキシンカリウム　ノルビキシンナトリウム	中南米産のベニノキの種子から得られる。アイスクリーム、飲料、菓子などに用いられる。こんぶ茶類、食肉、鮮魚介類（鯨肉を含む）、茶、のり類、豆類、野菜、わかめ類には使用不可。
保存料	食品の微生物による変質を防止し、保存性を高める目的で使用。静菌作用を有す。	安息香酸　安息香酸ナトリウム	酸型保存料の一種で、食品のpHが低いほど効果が大きい（最適pH2.5～4.0）。キャビア、菓子の製造に用いる。果実ペーストおよび果汁、マーガリン、清涼飲料水、シロップ、しょう油の中で毒性が許可されている。
		ソルビン酸　ソルビン酸カリウム　ソルビン酸カルシウム	水に溶けやすく、酸化されやすく空気中に放置すると着色する。酸型保存料であり、効果はpH付近では効果が落ち、保存料の中で毒性が低いことから、広汎な食品に使用が認められている。
		デヒドロ酢酸ナトリウム	水に溶けやすく、光、熱に安定。チーズ、バター、マーガリンに使用が認められているが、実際にはあまり使用されていない。酸型保存料であるが、中性付近でも効果がある。
		パラオキシ安息香酸エステル類	水に溶け難い。しょう油、果実ソース、酢、清涼飲料水、シロップ、果実または果実の表皮への使用が許可されている。
		プロピオン酸　プロピオン酸カルシウム　プロピオン酸ナトリウム	水によく溶ける。酸型保存料の一種。チーズ、パン、洋菓子の製造に使用が認められているが、毒性は弱い。
増粘剤	用途により安定剤、ゲル化剤、糊料と呼ばれる。食品に粘りや滑らかさを与える。	アルギン酸プロピレングリコールエステル	こんぶ、アラメなどの海藻類に含まれるアルギン酸を原料として製造され、アイスクリームやマヨネーズなどに使用される。

用途名	主な物質名	特徴	目的・作用
増粘剤	カルボキシメチルセルロースナトリウム（CMC）	水を吸収して膨潤する。アルコールには溶けない。アイスクリームなどの乳化安定の目的で使用される。	食品は、空気中の酸素により酸化され、変質したり変色したりする。とくに油脂や油脂を多く含む食品は酸化されやすく、油脂の過酸化物である。これらの変化の防止のために使用される。
酸化防止剤	エチレンジアミン四酢酸カルシウムニナトリウム（EDTACa・Na₂）	金属イオンと結合し錯塩を形成することにより、酸化を促進する金属を封鎖する。缶・瓶詰食品への使用が認められている。	
	エリソルビン酸 エリソルビン酸ナトリウム	水に溶け、L-アスコルビン酸の立体異性体で強い還元作用をもつが、ビタミンCとしての作用はない。魚肉すり身以外の食品にも使用できるが、食品の褐変防止や酒類の風味低下防止などの目的で使用される。	
	ジブチルヒドロキシトルエン（BHT）	フェノール系の脂溶性酸化防止剤で、熱、光に対する安定性が高く、加熱調理後も効果が低下しない。体外への排泄速度が遅く、体内蓄積性が指摘されている。油脂、魚介冷凍品、バター、鯨油、チューインガムなどに使用される（プラスチックなどに使用される）。	
	ブチルヒドロキシアニソール（BHA）	フェノール系の脂溶性酸化防止剤で、BHTと同様の効果を有す。対象食品はBHTと同様であるが、動物実験で発がん性が指摘され、実際には、ほとんど使用されていない。	
	dl-α-トコフェロール	ビタミンEと呼ばれるが、強化剤としての使用は不可で、酸化防止剤の目的でのみ使用が認められている。	
発色剤	亜硝酸ナトリウム	食肉中のミオグロビンと反応しニトロソミオグロビンを形成することで、食肉の色を安定化する。酸性下で二級アミンと反応しニトロソアミンの生成が考えられるため、使用基準が設定されている。特に魚卵への添加量は厳しく設定されている。なお、発色以外にボツリヌス菌の生育抑制効果もある。しかし、使用基準以外での抗菌効果は期待できない。	食肉はヘモグロビンやミオグロビンの酸化に伴い褐色を呈する。発色剤はそれらと反応し、その色を固定することにより安定化させ、この変化を抑える目的で使用される。

分類	目的	物質名	説明
漂白剤	食品中の色素を還元あるいは酸化することにより脱色し漂白し、嗜好性を高める。	硝酸カリウム 硝酸ナトリウム	硝酸塩類は、食品に添加した際にバクテリアの作用で還元され、亜硝酸塩となって、同様の効果を示す。
		亜塩素酸ナトリウム	酸化型の漂白剤で、酸性下で亜塩素酸を遊離し、二酸化塩素に分解され漂白する。菓子製造用のかんきつ類果皮、さくらんぼ、生食用野菜類および卵殻、ふき、ぶどう、ももに使用が認められているが、最終食品の完成前に分解・除去することが定められている。
		二酸化硫黄 亜硫酸ナトリウム 次亜硫酸ナトリウム ピロ亜硫酸カリウム ピロ亜硫酸ナトリウム	還元型の漂白剤で、かんぴょう、乾燥果実、こんにゃく粉などに使用が認められている。漂白効果のほか、抗菌、抗酸化、酵素阻害などの効果を有す。
防かび剤	かんきつ類のかびの発生防止のため。海外ではポストハーベストとして使用されるものがある。	イマザリル アゾキシストロビン	みかんを除くかんきつ類やバナナにスプレーや浸漬して使用。
		オルトフェニルフェノール オルトフェニルフェノールナトリウム	OPPと称される。白かび病に有効。スプレー、ワックス混合などの方法で使用される。
		ジフェニル	グレープフルーツ、レモン、オレンジ類の貯蔵、運搬の際、容器の中に入れる紙片に浸調して使用する場合のみ使用が許可されている。
殺菌料	細菌類に殺菌的に作用する。	過酸化水素	強い酸化力により殺菌作用と漂白作用がある。対象食品の規定はないが、最終食品の完成前に分解・除去することと定められている。
		次亜塩素酸ナトリウム	強い酸化力があり、果実、野菜、食品製造用の器具の殺菌消毒用に用いられる。
		次亜塩素酸水	次亜塩素酸を主成分とし、有効塩素、pHにより、強酸性・弱酸性・微酸性次亜塩素酸水がある。最終食品完成前に除去することとなっている。

発酵調整剤，表面処理剤，品質改良剤，品質保持剤，防虫剤，膨張剤，保水乳化安定剤，離型剤，かんすい，結着剤，酸味料，pH調整剤などがある。

　また，以上の指定添加物以外の添加物として，長い間使用され，経験上安全性に問題がないとされる既存添加物，天然香料，一般に食品として飲食に供されているものであって添加物として使用されているものがある。

　既存添加物として「既存添加物名簿」に収載されているものに，焼成カルシウム（イーストフード），L－アスパラギン（栄養強化剤，調味料），カンデリラロウ，ウルシロウ（ガムベース，光沢剤），L－アラビノース（甘味料），カフェイン抽出物（苦味料），アミノペプチダーゼ（酵素），カンゾウ油性抽出物（酸化防止剤），フィチン（酸味料），イナワラ灰抽出物（製造用剤），アラビアガム（増粘安定剤），アナトー色素（着色料），L－アスパラギン（調味料），酵素処理レシチン（乳化剤），ツヤプリシン抽出物（保存料）などがある。これらの既存添加物は，今後安全性試験の結果，有害性が認められれば削除されることもある。

　天然香料は，アニス，ウコン，カモミル，クミン，クローブ，サボリー，ローズマリーなど多くのものがある。

　一般に食品として供されているものには，アマチャ抽出物（甘味料），ヨモギ抽出物（苦味料），乳酸菌濃縮物（酵素），アカキャベツ色素（着色料），クロレラ抽出液（調味料，製造用剤），海藻セルロース（増粘安定剤）など多種がある。

3．輸 入 食 品

（1）概　　要

　輸入食品とは輸入された食品の総称であって，単に生産，加工，製造などが国外で行われたものである。わが国では食品などを販売または営業上使用する目的で輸入する場合，食品衛生法により輸入した食品などについては国内と同一の規制を受ける。ここで「食品など」としたのは食品衛生法では，食品をはじめ食品添加物，器具，容器包装，乳幼児が接触するおもちゃについても飲食による危害発生を防止するために衛生上の規制を行っているからである。現在

は約200か国から約2,000種の食品などが輸入され，家庭の食卓などにのぼることとなっており，輸入食品の安全性は社会の重大な関心事となっている。

主要食料の自給率の推移を表9 − 3 に示した。わが国の食料需給について，2020（令和 2 ）年度の統計（概算）では主食用穀物自給率は60％である。米は97％自給であるが，小麦は15％，豆類は 8 ％のみである。大部分を輸入に依存している飼料用を含めた穀物自給率は28％である。鶏卵はほぼ自給されている。肉類や魚介類は輸入が増加傾向にある。食料自給率をエネルギーベース（供給熱量）でみると，2020（令和 2 ）年度は37％で低下傾向にあり，輸入食品なしでは私たちの食生活を考えることはできない状況となっている。

表9 − 3　食料の自給率

（単位：％）

		昭　和 40年度	50	60	平　成 7	17	27	令和2 （概算）
主要品目の品目別自給率	米	95	110	107	104	95	98	97
	小　　麦	28	4	14	7	14	15	15
	豆　　類	25	9	8	5	7	9	8
	うち大豆	11	4	5	2	5	7	6
	野　　菜	100	99	95	85	79	80	80
	果　　実	90	84	77	49	41	41	38
	肉類（鯨肉を除く）	90	77	81	57	54	54	53
	うち牛肉	95	81	72	39	43	40	36
	鶏　　卵	100	97	98	96	94	96	97
	牛乳・乳製品	86	81	85	72	68	62	61
	魚　介　類	100	99	93	57	50	55	55
	砂　糖　類	31	15	33	31	34	33	36
穀物（食用＋飼料用）自給率		62	40	31	30	28	29	28
主食用穀物自給率		80	69	69	65	61	61	60
供給熱量自給率		73	54	53	43	40	39	37

（注）1．米については，国内生産と国産米在庫の取崩しで国内需要に対応している実態を踏まえ，平成10年度から国内生産量に国産米在庫取崩し量を加えた数量を用いて算出している。
　　　2．品目別自給率，穀物自給率及び主食用穀物自給率の算出は次式による。
　　　　自給率＝国内生産量／国内消費仕向量×100（重量ベース）
　　　3．供給熱量自給率の算出は次式による。ただし，畜産物については，飼料自給率を考慮して算出している。
　　　　自給率＝国産供給熱量／国内総供給熱量×100（熱量ベース）

（2）輸入食品に対する消費者の動向

　輸入食品の増加は食生活を豊かにした反面，生産，加工するところと消費地の距離が遠く，生産加工がどのように行われているかわからないため，消費者は漠然とした不安をもつにいたったと思われる。農産物の収穫後に使用される農薬（ポストハーベスト），遺伝子組換え作物などの問題が，そのまま国内にもち込まれ，輸入食品に対する関心が非常に高まっていることも背景にある。中国産野菜の残留農薬基準違反，台湾産水産食品の残留動物医薬品など，輸入食品についての新たな問題が消費者を不安にしている現状である。

（3）食品輸入状況

　輸入食品の輸入重量は近年3,000〜3,500万トンで推移している。一方，届出件数は1975（昭和50）年には約25万件であったのに対し，1985（昭和60）年ごろから急増，2019（令和元）年度は約254万件となっている（図9－2・表9－4）。こ

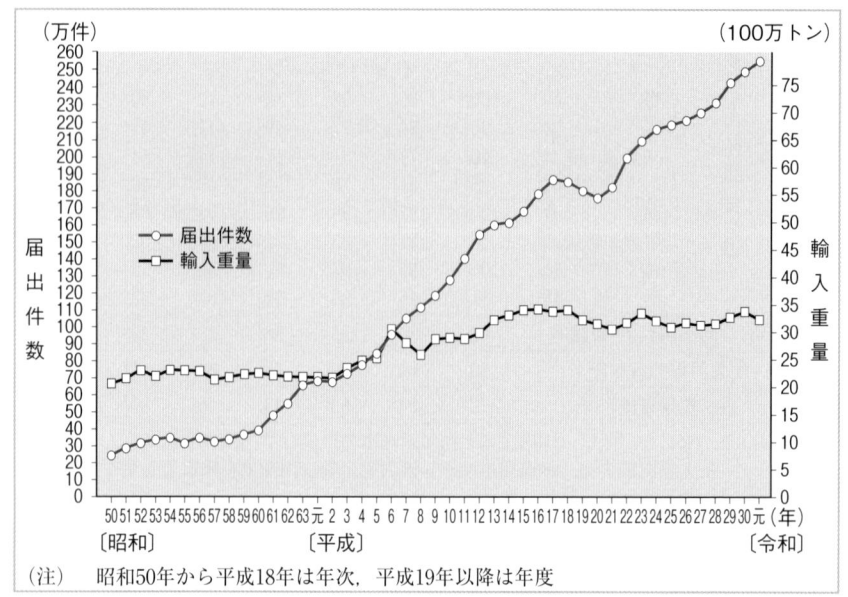

（注）　昭和50年から平成18年は年次，平成19年以降は年度

図9－2　年次別輸入・届出数量の推移

〔厚生労働省　令和元年度輸入食品監視統計（年別輸入・届出数量の推移）〕

表9-4 輸入食品などの年次別の届出・検査・違反状況

年度 区分	届出件数（件）	対前年比（%）	輸入重量（千トン）	検査総数[1]（件）	割合[2]（%）	違反件数（件）	割合[2]（%）
2013（平成25）	2,185,480	100.2	30,982	201,198	9.2	1,043	0.05
2014（平成26）	2,216,012	101.4	32,412	195,390	8.8	877	0.04
2015（平成27）	2,255,019	101.8	31,900	195,667	8.7	858	0.04
2016（平成28）	2,338,765	103.7	32,302	195,580	8.4	773	0.03
2017（平成29）	2,430,070	103.9	33,749	200,233	8.2	821	0.03
2018（平成30）	2,482,623	102.2	34,173	206,594	8.3	780	0.03
2019（令和元）	2,544,674	102.5	33,273	217,216	8.5	763	0.03

1）行政検査，指定検査機関検査，外国公的検査の合計から重複を除いた数値
2）届出件数に対する割合
（厚生労働省 平成25～令和元年度輸入食品監視統計）

　の要因としては，輸出国で調理加工あるいは冷凍食品など付加価値のある製品，日本の端境期に輸入する野菜，果実，エビやマグロなどの高級魚介類の輸入が増加し，少量多品種化したためである。

　輸入食品の検査および違反の状況については表9-4に示した。2019（令和元）年度の検査は届出件数の8.5％について実施されている。検査を行ったもののうち食品衛生法違反として積み戻しまたは廃棄などの措置がとられた件数は，1,000件を割ってきており，2019（令和元）年度は763件であった。主要食料について10年前との比較を重量でみると，食肉類，乳製品，魚介類は増加しており，野菜・果実加工品も急増している。さらに，加工品や半加工品，とくに魚介類加工品や冷凍食品の著しい増加がみられる。

（4）輸入食品の主な食品衛生法違反事例

　輸入食品については，わが国の食品衛生法が適用される。輸入食品などの違反は，食品衛生法の第6条，10条，12条，13条，18条，62条に大別される。2017～2019（平成29～令和元）年度の違反事例の内訳は表9-5のとおりである。第6条違反はアフラトキシンの付着，腐敗・変敗したものなどである。第10条違反は食肉製品の衛生証明書不添付または不備なものである。第12条違反は，わが国で食品に使用が認められていない食品添加物を使用していたもので

表9－5　主な食品衛生法違反事例

違反条文	2017（平成29）年度		2018（平成30）年度		2019（令和元）年度		主な違反内容
	違反件数	割合	違反件数	割合	違反件数	割合	
第6条	257	30.2%	229	28.2%	224	28.0%	アーモンド、乾燥いちじく、乾燥なつめやし、くるみ、ケツメイシ、香辛料、ごまの種子、チアシード、とうもろこし、ハトムギ、ピスタチオナッツ、ブラジルナッツ、もろこし、落花生、落花生・莢の種子等のアフラトキシンの付着、亜麻実の種子、莢の種子、キャッサバ等からのシアン化合物の検出、有毒魚類の混入、生食用生まぐろからのサルモネラ属菌の検出、ブランデー等からのメタノールの検出、変敗・変敗（異臭・米、小麦、大豆等の輸送時における事故による腐敗・変敗（異臭・かびの発生）
第10条	14	1.6%	4	0.5%	1	0.1%	衛生証明書の不添付
第12条	73	8.6%	32	3.9%	59	7.4%	指定外添加物（TBHQ、アゾジカルボンアミド、アスパラギン酸-1-デカルボキシラーゼ、アゾルビン、アルミノケイ酸ナトリウム、二酸化炭素、塩化メチレン、キノリンイエロー、サイクラミン酸、パテントブルーV、ヨウ素化塩、アゾールブルーVX、アミド化ペクチン、カルミン、ホウ酸、塩素酸カルシウム、ケイ酸アルミニウムカリウム、酸化鉄（赤色）、酸化鉄（黄色）、ジクロロメタン、二炭酸ジメチル、ブリリアントブラックBN、プロピコナゾール、ヨウ素化塩）の使用
第13条	479	56.2%	505	62.1%	473	59.1%	農産物及びその加工品の成分規格違反（農薬の残留基準超過）、畜水産物及びその加工品の成分規格違反（動物用医薬品の残留基準超過、農薬の残留基準超過等）、その他加工食品の成分規格違反（大腸菌群陽性）、添加物の使用基準違反（安息香酸、ソルビン酸、二酸化硫黄、ポリソルベート等）、添加物の成分規格違反、放射性物質の基準超過、安全性未審査遺伝子組換え食品の検出
第18条	25	2.9%	42	5.2%	40	5.0%	材質別規格違反
第62条	4	0.5%	1	0.1%	3	0.4%	おもちゃの規格違反

（厚生労働省　平成29～令和元年度輸入食品監視統計）

表9-6 年次別食品衛生法主要違反条文別の件数 （延数）

年度 条文	2015年 (平成27)	2016年 (平成28)	2017年 (平成29)	2018年 (平成30)	2019年 (令和元)	2015〜2019(平成27〜令和元)年		
						総数	年平均	（％）
第6条	244	206	257	229	224	1,160	232.0	27.9
第10条	1	5	14	4	1	25	5.0	0.6
第12条	44	42	73	32	59	250	50.0	6.0
第13条	569	493	479	505	473	2,519	503.8	60.5
第18条	38	55	25	42	40	200	40.0	4.8
第62条	1	2	4	1	3	11	2.2	0.3
合　計	897	803	852	813	800	4,165	833.0	100.0

（厚生労働省　平成27〜令和元年度　輸入食品監視統計）

ある。第13条は，わが国における食品などの規格基準にかかわるもので，これは食品添加物の使用基準違反，食品の成分規格に合致しなかったものである。第18条違反は器具，容器包装の規格基準に合致しなかったものであり，第62条はおしゃぶりなど乳幼児の口に接触するおもちゃの規格基準に関する違反である。

このような違反をチェックするために，全国の主要な国際海空港に設置された検疫所に配置された食品衛生監視員が監視にあたっている。

違反件数について，最近5年間の推移をみると表9-6のようになる。5年間の総計を構成比率でみると第13条違反が最も多く60.5%，次いで第6条違反が27.9%，第12条違反が6.0%であり，これら3条で全体の94%を占める。

（5）輸入食品などの安全確保対策

輸出国における生産，製造加工などから輸入時および国内で販売されるまでの総合的な対策が必要である。すなわち，輸出国における対策，輸入時における国の対策，各地方自治体の国内流通時における対策，輸入業者などの自主管理体制の確立に分類できる。輸入食品などの安全確保は輸出国における対策が最も効果的かつ効率的である。たとえば，食品添加物や食品などの規格基準違反は，わが国の食品衛生法に合致するように製造加工することによって防ぐことができるからである。

2018（平成30）年に改正された食品衛生法では，輸入食品の安全を確保するため，日本国内でHACCPに基づく衛生管理をしている食品は，輸入食品にも

HACCPに基づく衛生管理を求めている。また，肉，臓器，食肉製品に加えて，乳と乳製品にも健康な獣畜由来であることが確認できる衛生証明書の添付を義務づけている。フグと生食用カキには生産地における衛生管理状況等を確認できる衛生証明書の添付を義務づけている。

４．遺伝子組換え食品

（1）遺伝子組換え技術
1）遺伝子組換え技術

遺伝子組換え技術（組換えDNA技術）は，酵素などを使ってある生物の遺伝子（DNA）の一部を取り出し，別な生物の遺伝子に組み入れる技術である。

この技術で細菌に遺伝子を組み入れて，インスリンやインターフェロンなどの医薬品や洗濯洗剤用の酵素が大量生産されている。また，がんなどの遺伝子治療も原理は同じである。

これまでの作物の品種改良は有用な性質をもつ個体同士を交配して遺伝子を組み換え，新しい品種をつくり出していた。しかし，この方法では，必ずしも目的の性質が得られるとは限らず，また品種として確立するために何代も交配を重ねるので長い時間が必要であった。

遺伝子組換え技術によって，目的とする性質を種の壁を越えて別の生物に導入することが短期間で可能になった。

2）遺伝子組換えの方法

目的遺伝子を作物に導入する方法には，目的遺伝子をプラスミド（ベクター）に結合させたアグロバクテリウムを植物に感染させる**アグロバクテリウム法**，目的遺伝子を金やタングステンの微粒子にまぶして火薬や高圧ガスの圧力で植物に打ち込む**パーティクルガン**（遺伝子銃）**法**，細胞壁を取り除いた植物細胞（プロトプラスト）に電気刺激で穴を開けて目的遺伝子を入れる**エレクトロポーション法**がある。

新しい遺伝子を導入した植物細胞は，培養して完全な植物体に育て，導入し

た遺伝子の働き具合や，安定して遺伝するかなどをチェックして，目的に合ったものを選別する。

（2）遺伝子組換え作物の特徴

1）遺伝子組換え作物の特徴

① **除草剤耐性**　植物のアミノ酸合成を阻害するグリホサートや，アンモニア分解を阻害するグルホシネート，光合成を阻害するオキシニル類はすべての植物を枯らす除草剤である。これらは，雑草ごとに除草剤を使い分ける必要がなく，使用量が少なくて済み，土壌の細菌で分解され環境負荷が少ないが，畑で利用するには除草剤の影響を受けない作物を栽培しなければならない。

② **害虫抵抗性**　バチルス・チューリンゲンシスの殺虫性たんぱく質（Btたんぱく）をつくる遺伝子を組み込んだ作物を，チョウやガが食べるとBtたんぱくが腸粘膜細胞に結合して細胞を壊し，消化できないようにして殺す。

③ **日持ちをよくする**　ポリガラクチュロナーゼ（PG）をつくる遺伝子の配列を逆にするとPGがつくられる量が減り，トマトの細胞壁にあるペクチンの分解が遅れて日持ちがよくなる。

④ **雄性不稔**　雄性不稔遺伝子を組み込んだ植物は花粉ができないので，自家受粉せず，近隣の個体の花粉を利用して受粉する。この結果得られた種実は，花粉ができる個体と花粉ができない個体の両方のよい性質を受け継ぎ，生存力が強くなったり，収穫量の増加が見込める。

⑤ **稔性回復**　稔性回復遺伝子は雄性不稔遺伝子を不活性化して，再び花粉ができるようにする。雄性不稔の植物と稔性回復遺伝子を組み込んだ植物を交配すると再び受粉ができるようになる。

このほかに，高オレイン酸含有の大豆や高ペクチン含有のトマト，ウイルスに抵抗性をもつトマト，メロン，ジャガイモ，イネや，うどん粉病に抵抗性をもつイチゴ，灰色かび病に抵抗性をもつキュウリなどがある。

⑥ **食品添加物**　チーズの製造に用いる凝乳酵素のキモシンやでんぷん糖の製造に用いる加水分解酵素のα－アミラーゼなどの遺伝子を組み込んだ微生

物を培養して酵素を大量に生産させる。培養液を精製して酵素のみを得るので，最終製品である酵素には遺伝子が組み換えられた微生物は含まれない。

2）栽培・利用状況

現在，米国やブラジルをはじめ，世界29か国で，遺伝子組換え作物が商業栽培されている。作付面積は2019（令和元）年で1億9,040万ヘクタールである。作付面積は米国が約38％で最も多く，それにブラジル，アルゼンチン，カナダ，インドが続き，これらの国で約91％を占める。作物では，大豆が約48％，トウモロコシが約32％，ワタが約13％，ナタネが約5％を占める。形質では，除草剤耐性が約43％，害虫抵抗性が約12％，除草剤耐性・害虫抵抗性が約45％を占める。作付面積に対する組換え作物の割合は，大豆が74％，トウモロコシが31％，ワタが79％，ナタネが27％である。

（3）安　全　性

遺伝子組換え作物やその加工品の一部は，栽培の安全性や食品，飼料としての安全性がわが国で審査され，栽培や輸入が可能になっている（表9－7）。

1）開発から商品化までの概要

遺伝子組換え作物の開発・栽培・食品としての販売には，各段階で**安全を確保するための評価基準**が設けられている（図9－3）。国内で開発から商品化までを行う場合は，すべての基準を満たす必要がある。遺伝子組換えナタネから搾ったナタネ油などの加工品を輸入・販売する場合は，栽培が目的ではなく，加工品から組換え作物が芽を出すこともないので食品としての安全性評価基準を達成すればよい。DNAの組換えや組換え作物の開発は文部科学省が所管し，野外での試験栽培や商業栽培は農林水産省と環境省への申請が必要である。**食品として使用する場合**は，食品衛生法と食品安全基本法に基づき，厚生労働省に申請し，食品安全委員会による評価を受けなければならない。**飼料として使用する場合**は，飼料の安全性の確保及び品質の改善に関する法律（飼料安全法）と食品安全基本法に基づき，農林水産省に申請し，食品安全委員会と農業資材審議会による評価を受けなければならない。

表 9 - 7　日本で食品として安全性審査の手続きを経た遺伝子組換え食品の一覧

品目	特徴	品種数
ジャガイモ （12品種）	害虫抵抗性	2
	害虫抵抗性・ウイルス抵抗性	6
	アクリルアミド産生低減・打撲黒斑低減	1
	疫病抵抗性・アクリルアミド産生低減・打撲黒斑低減	3
大豆 （29品種）	害虫抵抗性	2
	除草剤耐性	12
	害虫抵抗性・除草剤耐性	3
	高オレイン酸形質	2
	高オレイン酸・除草剤耐性	4
	低飽和脂肪酸・高オレイン酸・除草剤耐性	4
	ステアリドン酸産生	1
	ステアリドン酸産生・除草剤耐性	1
テンサイ （3品種）	除草剤耐性	3
トウモロコシ （209品種）	害虫抵抗性	16
	除草剤耐性	12
	害虫抵抗性・除草剤耐性	160
	乾燥耐性	1
	乾燥耐性・害虫抵抗性	1
	乾燥耐性・除草剤耐性	1
	乾燥耐性・害虫抵抗性・除草剤耐性	3
	高リシン形質	1
	高リシン形質・害虫抵抗性	1
	収量増大の可能性の向上	1
	組織特異的除草剤耐性	2
	組織特異的除草剤耐性・害虫抵抗性	1
	耐熱性α-アミラーゼ産生	1
	耐熱性α-アミラーゼ産生・害虫抵抗性	1
	耐熱性α-アミラーゼ産生・除草剤耐性	1
	耐熱性α-アミラーゼ産生・害虫抵抗性除草剤耐性	5
	生産性向上・除草剤耐性	1
ナタネ （23品種）	除草剤耐性	17
	除草剤耐性・稔性回復	3
	除草剤耐性・雄性不稔性	3
ワタ （48品種）	害虫抵抗性	8
	除草剤耐性	13
	害虫抵抗性・除草剤耐性	27
アルファルファ （5品種）	除草剤耐性	3
	低リグニン	1
	除草剤耐性・低リグニン	1
パパイヤ （1品種）	ウイルス抵抗性	1
カラシナ （1品目）		1

（2022年 9 月 6 日現在　厚生労働省）

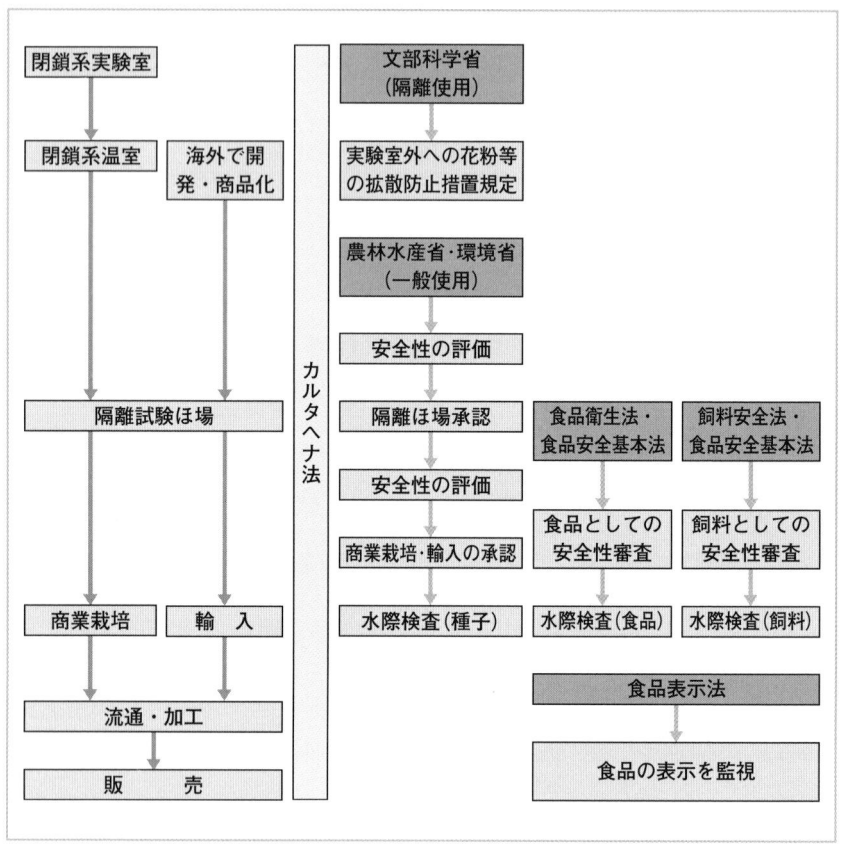

図9-3　遺伝子組換え農作物の開発・商品化と安全性確保の流れ

2）安全性評価基準

①　**実験室外への花粉等の拡散防止措置規定（第二種使用規定）**　　組み換えたDNAや開発した遺伝子組換え生物によってヒトを含む野生生物が悪影響を受けることを防止するために，遺伝子組換え生物等の使用等の規制による生物の多様性の確保に関する法律（カルタヘナ法）に基づき，隔離された環境で遺伝子の組換えや試験栽培を実施することを定めている。なお，カルタヘナ法は，開発から販売までのすべての段階を対象としている。

②　**試験栽培や商業栽培に関する規定（第一種使用規定）**　　一般環境にお

ける組換え作物の栽培の安全性を確保するために，組み込んだ遺伝子の働き，野外での生育状態，有害物質の産生，近縁植物との交雑性などをもとになった農作物と比較して評価する。

③ **食品としての安全性評価基準** もとになった作物の安全性を確認したうえで，組み込んだ遺伝子の働き，導入した遺伝子によってつくられた物質の有害性，予想外の有害物質の産生，アレルギー誘発性，栄養成分の変化，消化・吸収への影響などをもとになった作物と比較して評価する。

④ **飼料としての安全性評価基準** 導入した遺伝子につくられた物質やその代謝物が家畜やヒトに有害でないかをもとになった作物と比較し評価する。

（4）表　　示

1）表示対象食品

遺伝子組換え表示基準は，食品表示法に定められている（表9 - 8）。

大豆，トウモロコシ，ジャガイモ，ナタネ，ワタ，アルファルファ，テンサイ，パパイヤ，カラシナの9種類の農産物と，これを原材料として加工後も組換えられたDNAやこれによって生じたたんぱく質が検出できる加工食品33食品群，さらに高オレイン酸遺伝子組換え大豆などの従来のものと組成や栄養価などが著しく異なる遺伝子組換え作物とこれを原材料とした加工食品などが対象である。これら以外の食品は，遺伝子組換えでないことを表示してはならない。

2）表示方法

分別生産流通管理（分別，IPハンドリング）の有無と主な原材料であるかで表示が分類される（表9 - 8）。**分別生産流通管理**とは，遺伝子組換え農産物と非組換え農産物を生産・流通・加工・販売の各段階で，両者が相互に混入しないように区分けして管理し，その状況を書類で証明する管理方法である。大豆とトウモロコシは，意図せざる遺伝子組換え農産物の混入を5％以下としている。主な原材料とは，全原材料に占める重量の割合が上位3位までのもので，かつ原材料に占める重量の割合が5％以上のものをいう。

表 9 - 8　品質表示基準における遺伝子組換え食品の表示

分　　類	品　　目	表　　示
1　従来のものと組成，栄養価等が著しく異なる遺伝子組換え農産物およびこれを原料とする加工食品	(1)高オレイン酸大豆，高リシントウモロコシ，ステアリドン酸産生大豆 (2)(1)を主な原材料とするもの（当該形質を有しなくなったものを除く） (3)(2)を主な原材料とするもの	義務表示。 「大豆(高オレイン酸遺伝子組換え)」等
2　従来のものと組成，栄養価等が同等である遺伝子組換え農産物が存在する作目（大豆，トウモロコシ，ジャガイモ，ナタネ，ワタ，アルファルファ，テンサイ，パパイヤ，カラシナ）に係る農産物およびこれを原料とする加工食品であって，加工工程後も組み換えられたDNAまたはこれによって生じたたんぱく質が残存するもの	農産物　9つ 枝豆や大豆もやしを含む大豆，トウモロコシ，ジャガイモ，ナタネ，ワタ，アルファルファ，テンサイ，パパイヤ，カラシナ 加工食品　33食品群 (1)豆腐・油揚げ類，(2)凍豆腐・おから及びゆば，(3)納豆，(4)豆乳類，(5)みそ，(6)大豆煮豆，(7)大豆缶詰及び大豆瓶詰，(8)きな粉，(9)大豆いり豆，(10)(1)～(9)までを主な原材料とするもの，(11)大豆（調理用）を主な原材料とするもの，(12)大豆粉を主な原材料とするもの，(13)大豆たんぱくを主な原材料とするもの，(14)枝豆を主な原材料とするもの，(15)大豆もやしを主な原材料とするもの，(16)コーンスナック菓子，(17)コーンスターチ，(18)ポップコーン，(19)冷凍トウモロコシ，(20)トウモロコシ缶詰およびトウモロコシびん詰，(21)コーンフラワーを主な原材料とするもの，(22)コーングリッツを主な原材料とするもの（コーンフレークを除く），(23)トウモロコシ（調理用）を主な原材料とするもの，(24)(16)～(20)までを主な原材料とするもの，(25)冷凍ジャガイモ，(26)乾燥ジャガイモ，(27)ジャガイモでんぷん，(28)ポテトスナック菓子，(29)(25)～(28)までを主な原材料とするもの，(30)ジャガイモ(調理用)を主な原材料とするもの，(31)アルファルファを主な原材料とするもの，(32)テンサイ(調理用)を主な原材料とするもの (33)パパイヤを原料とするもの	分別生産流通管理が行われた遺伝子組換え農産物を原材料とする場合 「大豆（遺伝子組換え）」等の義務表示 遺伝子組換え農産物と非遺伝子組換え農産物が不分別の農産物を原材料とする場合 「大豆(遺伝子組換え不分別)」等の義務表示 分別生産流通管理が行われた非遺伝子組換え農産物を原材料とする場合。単に「大豆」等と表示。ただし，「大豆（遺伝子組換えでない）」等の任意表示が可能

3　従来のものと組成，栄養価等が同等である遺伝子組換え農産物が存在する作目（大豆，トウモロコシ，ジャガイモ，ナタネ，ワタ）に係る農産物を原材料とする加工食品であって，組み換えられたDNAおよびこれによって生じたたんぱく質が加工工程で除去・分解等されることにより，食品中に残存しないもの	醤油，大豆油，コーンフレーク，水飴，異性化液糖，デキストリン，コーン油，ナタネ油，綿実油，砂糖（テンサイを主な原材料とするもの），これらを主な原材料とする食品	表示不要 ただし，表示する場合は，分類2に準じた表示

　分別された遺伝子組換え作物や分別されていない作物，これらを主な原材料とした加工品には，「大豆（遺伝子組換え）」や「トウモロコシ（遺伝子組換え不分別）」など，原材料名の後にカッコ書きで表示が義務づけられている。ただし，容器や包装の面積が30㎠以下の場合はこの限りではない。分別された非遺伝子組換え作物やそれを主な原材料とした加工品は表示しなくてもよい。

　また，遺伝子組換えや分別されていない作物を使用しても，主な原材料でなければ表示しなくてもよい。醤油やコーン油などは，組み換えたDNAやそれによってつくられたたんぱく質が加工工程で除去・分解されるので表示しなくてもよい。

　分別生産流通管理をして意図せざる混入を5％以下に抑えている遺伝子組換えではない大豆とトウモロコシ，およびそれらを原材料とする加工食品は，「遺伝子組換えでないものを分別」などの任意表示がこれまで可能であった。2023年4月からは，「大豆（分別生産流通管理済み）」などの適切に分別生産流通管理された旨の任意表示に変更される。また，分別生産流通管理をして，遺伝子組換えの混入がないと認められる大豆とトウモロコシ，およびそれらを原材料とする加工食品は，「遺伝子組換えでない」などの任意表示ができる。

（5）ゲノム編集技術応用食品等
　遺伝子組換え技術は外来の遺伝子を組み込んで目的とする新しい性質を発現

させる。一方，ゲノム編集技術は目的とする性質に関係するその生物が持つ特定の遺伝子を改変して目的の性質を獲得させる。短期間で目的とする性質を持った生物をつくることができる。外来の遺伝子やその一部が残存せず，編集の際に起こる遺伝子の欠失や塩基の変異の挿入は従来の育種技術で起こるものと同程度とされている。目的以外の突然変異や編集に使った外来の遺伝子が残る場合は交配と選抜などを利用して取り除く。GABA(ギャバ)を多く含むトマト，ソラニンが少ないジャガイモなどが開発されている。開発には厚生労働省に事前相談と届出を行い，遺伝子組換えに相当しない場合には情報の公表後，流通が開始される。ゲノム編集技術で得られたゲノム編集技術応用食品は，従来の育種技術で得られた食品と区別できないため，ゲノム編集技術応用食品等の表示は義務づけられていない。任意で表示する場合は根拠となる資料を用意する。

5．特別の注意を必要とする成分等を含む食品

特別の注意を必要とする成分等を含む食品（指定成分等含有食品）とは，一定量以上の摂取により健康被害が生じるおそれがあって厚生労働大臣が指定する成分を含む食品である。

コレウス・フォルスコリー，ドオウレン，プエラリア・ミリフィカ，ブラックコホシュが指定され，主に健康食品に含まれている。痩身を目的に使用されるコレウス・フォルスコリーは，アデニル酸シクラーゼ活性化作用を持つフォルスコリンを含み，下痢を起こす。鎮痛や解毒を目的に使用されるドオウレンは，アルカロイド類を含み，肝障害を起こす。豊胸や更年期障害の軽減を目的に使用されるプエラリア・ミリフィカは，エストロゲン様作用を持つミロエストロール類を含み，生理不順などを起こす。更年期障害の軽減を目的に使用されるブラックコホシュは，アルカロイド類を含み，肝障害を起こす。

2018（平成30）年に改正され，2020（令和2）年6月から施行された食品衛生法では，指定成分等含有食品について，食品の安全を確保するために，指定成分等含有食品の製造や加工の基準を定めて適正製造規範（GMP：Good Manufacturing Practice）に則った製造を導入した。また，指定成分等含有食品を取り扱う営業者が消費者から健康被害情報を受け付けて都道府県等に届け出ることを義務とし，適切な対応ができる制度を整えた。指定成分等含有食品には，①指定成分等含有食品であること，②事業者の連絡先，③指定成分等についての説明，④体調に異変を感じた際は速やかに摂取を中止し医師に相談すべきことと事業者に連絡すべきことを表示しなければならない。

6．食品とアレルギー

（1）食物アレルギーとは
　食物に含まれるたんぱく質等が免疫学的機序を介して，蕁麻疹・湿疹などの皮膚症状，下痢・嘔吐・腹痛などの消化器症状，鼻・眼粘膜症状，咳・ゼーゼー・呼吸器困難などの呼吸器症状など，身体にとって不利益な，いわゆるアレルギー症状が起こる疾患である。アナフィラキシーショックを起こす場合もあり，全身発赤，呼吸困難，血圧低下，意識消失など重篤な症状が現れる。

（2）食物アレルギーの症状
　食物アレルギーによる症状は，大きく分けて，皮膚症状，粘膜症状，消化器症状，呼吸器症状，神経症状，循環器症状である（表9－9）。2018年度の「即

表9－9　食物アレルギーにより引き起こされる症状

皮　膚		紅斑，蕁麻疹，血管性浮腫，瘙痒，灼熱感，湿疹
粘　膜	眼症状	結膜充血・浮腫，瘙痒，流涙，眼瞼浮腫
	鼻症状	鼻汁，鼻閉，くしゃみ
	口腔咽頭症状	口腔・咽頭・口唇・舌の違和感・腫脹
呼吸器		喉頭違和感・瘙痒感・絞扼感，嗄声，嚥下困難，咳嗽，喘鳴，陥没呼吸，胸部圧迫感，呼吸困難，チアノーゼ
消化器		悪心，嘔吐，腹痛，下痢，血便
神　経		頭痛，活気の低下，不穏，意識障害，失禁
循環器		血圧低下，頻脈，徐脈，不整脈，四肢冷感，蒼白（末梢循環不全）

（AMED研究班による食物アレルギーの診療の手引き　2017）

時型食物アレルギーによる健康被害に関する全国実態調査」では，皮膚症状（86.6%）が最も多く，次いで，呼吸器症状（38.0%），粘膜症状（28.1%），消化器症状（27.1%），ショック症状（10.8%）の順である。

（3）食物アレルギーのしくみ

　アレルギーは一般に4つの型に分類されるが，食物アレルギーのほとんどはⅠ型反応といわれるものである。図9−4にそのしくみを示した。

　十分に消化されて低分子になって吸収された食物中の物質は，アレルギーを起こすことは通常ない（図9−4①）。腸管には異物の侵入を防ぐバリアとして，粘膜表面を覆う粘液，タンパク質と結合する分泌型IgA（Ig：免疫グロブリン）などがあり，未消化の食物中の物質が体内に侵入することを防いでいる。また，食物中の物質は栄養素などの体にとって有用な物質であるため，食物中の物質に対しては過剰な免疫反応を起こさない免疫寛容の仕組みがある。しかし，これらの働きは常に完全ではなく，未消化の物質が体内に侵入して免疫反応を起こすことがある。体内に侵入した未消化の物質は，免疫系に働きかけてその物質に特異的なIgE抗体を産生させる。IgE抗体は粘膜などに存在する肥満（マスト）細胞の細胞膜表面に結合する。乳児は消化器系や免疫系が未熟なため，未消化の物質が体内に侵入して免疫反応を起こしやすい（図9−4②）。その後，同じ未消化の物質が体内に再び侵入すると，肥満細胞に結合しているIgEと抗原抗体反応を起こし，肥満細胞はヒスタミンなどの化学伝達物質を分泌する（図9−4③）。化学伝達物質は粘液の分泌亢進や血管拡張など起こし，表9−9に示したアレルギー症状を呈する（図9−4④）。

（4）食物アレルギーの有症率

　わが国における食物アレルギー有症率調査によれば，乳児が約10%，3歳児が約5%，保育所児が5.1%，学童以降が1.3〜4.5%であるとされている。全年齢を通して，わが国においては推定1〜2%程度の有症率であると考えられる[2)〜5)]。

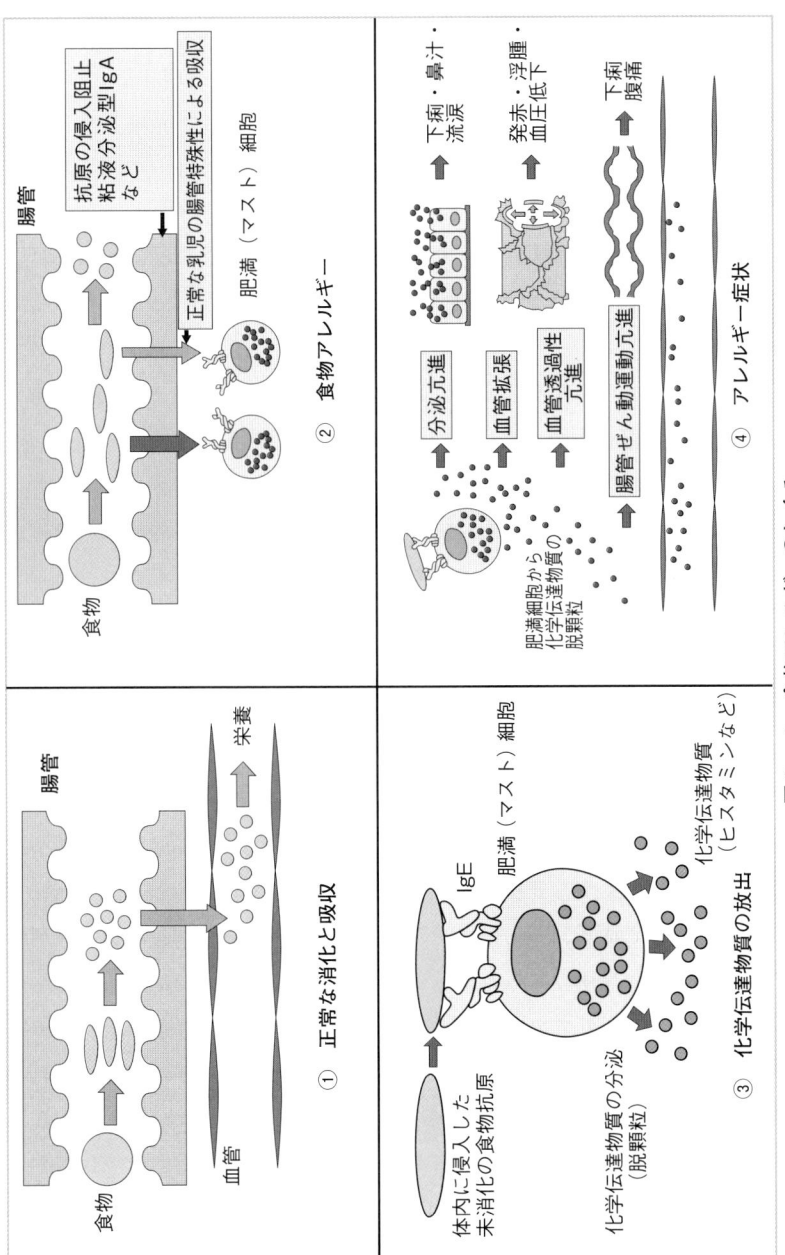

図 9 - 4　食物アレルギーのしくみ

（角田和彦　アレルギーっ子の生活百科　改訂3版　pp. 26〜27　近代出版　2005）

（5）その他の重要事項

① 乳児の食物アレルギーの多くはアトピー性皮膚炎を合併する。「アトピー性皮膚炎診療ガイドライン2018」（日本アレルギー学会）に則したスキンケアや薬物療法でも症状が改善しない場合，食物アレルギーの関与の有無を検討する。

② 乳児・幼児早期の即時型食物アレルギーの主な原因である鶏卵，乳製品，小麦は，その後加齢とともに耐性を獲得する（3歳までに50%，学童まで80〜90%）。

③ 学童から成人で新規発症する即時型の原因食物は甲殻類，小麦，果物，魚類，ソバ，落花生が多く，耐性獲得の可能性は乳児期発症より低い。

④ 魚類アレルギーと間違いやすいアレルゲンとしてアニサキス，小麦アレルギーと間違いやすい病態として，小麦粉に混入したダニの経口摂取によるアナフィラキシーなどがあるので注意を要する。

（6）食物アレルギーの原因物質

食物アレルギー物質は年齢別で異なるが，全年齢で多い原因物質を図9 − 5に示した。鶏卵が最も多く，次いで牛乳，小麦で，これら3食品で全体の70%近くを占めている。

（7）加工食品におけるアレルギー表示

近年，乳幼児から成人に至るまで，食物アレルギーの症状を起こすヒトが増え，なかには重篤なアナフィラキシーショック症状を起こし，対応の遅れから死に至る場合もある。そこで，アレルギー物質に関する情報提示の重要性が指摘され，アレルギー症状が起こるのを避けるため，特定原材料（必ず表示される8品目と特定原材料に準ずるもの（表示が勧められている20品目））が表示されることになった。さらに2015（平成27）年4月からは，食品原材料ごとにアレルギーの特定原材料を原則的に個別表示することとなった。たとえば，原材料名の欄に「生クリーム」「マヨネーズ」などがあれば，「生クリーム（乳成分を含む）」「マ

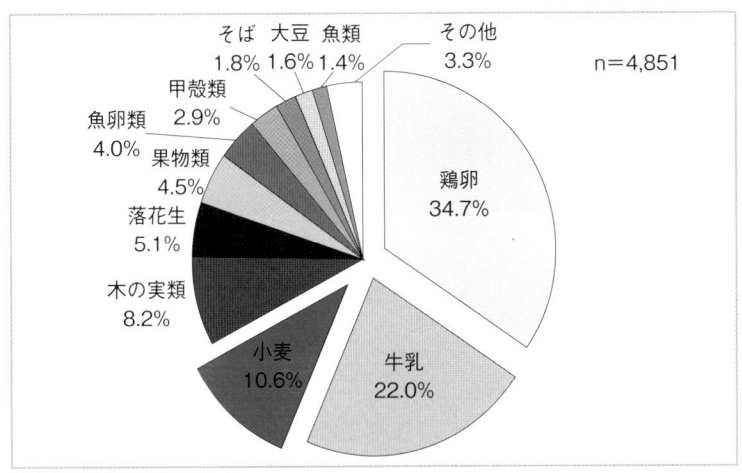

図 9 - 5　全年齢における原因食物

（平成30年度即時型食物アレルギーによる健康被害に関する全国実態調査）

ヨネーズ（卵を含む）」などと表記されるようになった。

　食物アレルギー症状を発現したことのあるヒトは，加工食品の利用時は，表示を見て，原因となる食品が含まれているかを確かめることが必要である。

表示されるアレルギー物質

　特定原材料(必ず表示される8品目)：卵,乳,小麦,そば,落花生,くるみ*,えび,かに

　特定原材料に準ずるもの（表示が勧められている20品目）：

　　アーモンド，あわび，いか，いくら，オレンジ，カシューナッツ，キウイフルーツ，牛肉，ごま，さけ，さば，大豆，鶏肉，バナナ，豚肉，まつたけ，もも，やまいも，りんご，ゼラチン

　*　くるみは2023年より特定原材料に指定された。

7．発がん物質

　細胞は，放射線や発がん物質などによって遺伝子に損傷を受けると，正常な働きができなくなる。そして，がんの発生にかかわっているがん遺伝子が働き

だしたり，細胞のがん化を抑えているがん抑制遺伝子が働かなくなるとがん細胞となる。

がんの発生にかかわりの深い物質として，遺伝子に突然変異や損傷を起こすイニシエーターや，遺伝子に損傷を受けた細胞ががん化するのを促進するプロモーターがある。発がん物質には，遺伝子に突然変異や損傷を与えてがんを誘発する遺伝毒性発がん物質と，突然変異や遺伝子の損傷は起こさないが，がんの発生を促進する非遺伝毒性発がん物質がある。

（1）食品中の発がん物質

食品中の発がん物質の由来は，さまざまである（表9−10）。

1）かび毒（マイコトキシン）

かびが産生するヒトや家畜の健康を損なう有毒物質をかび毒（マイコトキシン）と総称する。わが国では，第二次世界大戦後に輸入黄変米で初めて問題となった。世界的に注目されたかび毒は，1960年に英国において七面鳥の大量中毒死で発見されたアフラトキシンである。アフラトキシンB_1には強い発がん性があることから，わが国では食品衛生法ですべての食品を対象に，アフラトキシン量（B_1，B_2，G_1，G_2の総和）が10ppbを超えてはならないとしている。

また，生体内の水酸化によりB_1から生じるM_1は，乳中で0.5ppbを超えてはならないとしている。

現在300種類以上のかび毒が知られている。微量のかび毒を長期間にわたって摂取して起こる発がん性や免疫毒性などの慢性毒性が問題となる。かび毒は比較的低分子量で安定性が高く，通常の加熱や調理では分解されにくい。かび毒による汚染は，作物の栽培中ばかりでなく，貯蔵や流通の過程でも起こり，他の食品を二次汚染することもあるので，汚染防止の徹底が大切である。

2）加熱調理で発生するもの

食品を加熱したり，燻煙（くんえん）すると有機物質が化学反応を起こして，多環芳香族炭化水素（PAH）やヘテロサイクリックアミンが生じる。これらのなかには，動物実験で肺・肝・胃などさまざまな臓器にがんをつくるものがある。

表9-10　食品中の主な発がん物質

発　が　ん　物　質	食品	発がん部位
1．本来食品に含まれているもの		
サイカシン	ソテツ	肝・腎
プタキロサイド	ワラビ	腸・膀胱
ペタシテニン	フキノトウ	肝
2．食品に付着した微生物がつくり出すもの		
アフラトキシンB₁（*Aspergillus flavus*）	ピーナッツ・ナッツ・コーン・そば粉・香辛料	肝
ステリグマトシスチン（*Aspergillus versicolor*）	米	肝
オクラトキシン（*Aspergillus ochraceus*）	穀類	肝・膵
ルテオスカイリン，サイクロクロロチン（*Penicillium islandicum*）	米（黄変米）	肝
3．調理や保存など食品の加工によってできるもの		
多環芳香族炭化水素（PAH）　ヘテロサイクリックアミン	焼き肉・焼き魚などの加熱調理	肺・肝・胃・腸
アクリルアミド	殻類・イモ類の加熱	甲状腺
4．食品や体内でできるもの		
ニトロソアミン	野菜と魚卵などの組み合わせ	脳・食道・肝・胃・腸・膀胱・白血病
5．環境汚染によるもの		
放射性物質（原子力関連の事故・核実験）	牛乳・野菜・果物・食肉全般	甲状腺・白血病・肺・肝

　PAHの一種であるベンゾ（a）ピレンは，肉や魚を焼いたり，燻煙することによって発生し，体内で代謝されて発がん性を示す。

　ヘテロサイクリックアミンは，肉や魚，大豆などのたんぱく質に富む食品を焼いたり，加熱することによって生成される。たんぱく質やアミノ酸の種類によってさまざまなヘテロサイクリックアミンが生じる（表9-11）。

　アクリルアミドは，殻類やイモ類を，水が少ない状態の加熱である「焼く」，「揚げる」などすることによって，アスパラギンと還元糖が反応して生じる。

表 9 -11　主なヘテロサイクリックアミン

素　材	生成するヘテロサイクリックアミン	略　称
DL-トリプトファン	3-アミノ-1,4-ジメチル-5H-ピリド［4,3-b］インドール	Trp-P-2
グルタミン酸	2-アミノ-6-メチルジピリド［1,2-a：3´,2´-d］イミダゾール	Glu-P-1
	2-アミノ-6-ジピリド［1,2-a：3´,2´-d］イミダゾール	Glu-P-2
フェニルアラニン	2-アミノ-5-フェニルピリジン	Phe-P-1
リ　ジ　ン	3,4-シクロペンテノリピド［3,2-a］カルバゾール	Lys-P-1
大豆グロブリン 加熱分解物	2-アミノ-α-カルボリン	AαC
	2-アミノ-3-メチル-α-カルボリン	MeAαC
丸干しイワシ （焼き魚）	2-アミノ-3-メチルイミダゾ［4,5-f］キノリン	IQ
	2-アミノ-3,4-メチルイミダゾ［4,5-f］キノリン	MeIQ
牛肉（焼き肉）	2-アミノ-3,8-メチルイミダゾ［4,5-f］キノキサリン	MeIQx

Trp-P-2　　　　　　　　　　　　　Glu-P-2

3）体内で生じるもの

　ニトロソアミンの多くは，亜硝酸塩や硝酸塩を含む食物と二級アミンを多く含む食物を同時に食べると，酸性の胃の中で反応して生じる（表9 - 12）。また，ハム，魚の干物や燻製，チーズなどの食品で微量のニトロソアミンが検出されることもある。ほとんどの食品中の亜硝酸は少量であるが，ダイコンやハクサ

表 9 -12　ニトロソアミンの生成と種類

R_1	R_2	発がん部位	R_1	R_2	発がん部位
CH_3	CH_3	肝	C_2H_5	C_2H_5	肝・食道
CH_3	C_2H_5	肝	C_2H_5	$CONH_2$	白血病
CH_3	C_5H_{11}	食道	C_3H_7	$CONH_2$	白血病・胃・腸
CH_3	$CONH_2$	脳・脊髄	C_4H_9	C_4H_9	肝・食道

$$\begin{matrix} R_1 \\ R_2 \end{matrix}\!\!>\!\!NH \ + \ HNO_2 \ \longrightarrow \ \begin{matrix} R_1 \\ R_2 \end{matrix}\!\!>\!\!N\text{-}NO \ + \ H_2O$$

二級アミン　　　　亜硝酸　　　　　　　ニトロソアミン

イなどの野菜や漬け物には硝酸塩が多く含まれ，それが口腔や胃内で還元されて亜硝酸塩になる。また，亜硝酸はハムやソーセージの発色剤として用いられる。二級アミンは，タラコなどの魚卵に多く，肉・貝類・イカ・カニ・エビには少ない。魚肉も少ないが，焼いたり，干したりすると増加する。

（2）がんの予防

　がんは，わが国の死因の第1位を占め，食生活が深くかかわっているとされる。食生活の改善によるがんの予防は，現在の重要な課題である。

　通常の食事から摂取される発がん物質の量は，それだけでがんを起こす量ではない。しかし，一つひとつの影響は小さくとも，それらが複合的に働いてがんの発生にかかわっている。また，食塩が胃がんのプロモーターとして働いたり，エネルギーや脂肪の摂取過剰ががんの発生を促進するなど発がん物質以外もかかわっている。一方で，食物にはビタミンCなど発がん物質の生成や働きを抑える物質も含まれている。したがって，さまざまな食物を組み合わせて栄養のバランスに優れた食事が，発がん物質の摂取量や効力を減らし，がんの予防につながる（表9−13）。さらに最近は，抗酸化作用があるポリフェノールなど食品に含まれる物質を積極的に活用した食生活で，がんの発生を抑えることが検討されている。

喫煙	たばこは吸わない。他人のたばこの煙をできるだけ避ける。
飲酒	飲むなら，節度のある飲酒をする。（アルコール量換算で約23 g/日程度まで。）
食事	食事は偏らずバランスよくとる。 ・塩蔵食品，食塩の摂取は最小限にする。 　（食塩は男性 8 g/日，女性 7 g/日未満，高塩分食品は週 1 回未満に。） ・野菜や果物不足にならない。 ・飲食物を熱い状態でとらない。
身体活動	日常生活を活動的に。（歩行と同等以上の身体活動を 1 日60分。汗をかく程度の運動を 1 週間に60分程度。）
体形	適正な範囲に。（BMI*は，中高年期男性で21〜27，中高年期女性で21〜25に。）
感染	肝炎ウイルス感染検査と適切な措置を。 機会があればピロリ菌検査を。

＊BMI：body mass indexの略。体重（kg）／身長（m)^{2}で算出する。
（国立がん研究センター　2016）

文　献

1) 厚生労働省　食品添加物の指定及び使用基準改正要請資料作成に関する手引　2014

2) Ebisawa M, et al. J Allergy Clin Immunol 2010；125：AB215.

3) 野田龍哉　食物アレルギー研究会会誌2010；10：5-9.

4) 今井孝成　日本小児科学会雑誌2005；109：1117-22.

5) 日本学校保健会　平成25年度学校生活における健康管理に関する調査事業報告書　2014

10 食品の安全管理

★ **概要とねらい**

　わが国における食品の安全確保に関する法制度や組織は，リスクアナリシスの考え方をベースとして整備されている。リスクアナリシスはリスク評価，リスク管理およびリスクコミュニケーションからなり，リスク評価は食品安全委員会で行われ，評価の結果はリスク管理を行う消費者庁，厚生労働省，農林水産省等に伝えられる。リスクコミュニケーションは関係者が相互に情報や意見を交換すること，と説明されることが多いが，本来の目的はリスク管理措置について関係者間の合意を得ること，すなわち規制措置の「落としどころ」を求めることである。

　行政によるリスク管理のための代表的な手法は，法令等に基づく規格や基準の設定であるが，食品企業等にとっては，そうした規格・基準を逸脱しないよう工程を管理することが重要となる。中でもHACCP（危害分析・重要管理点）はさまざまな食品の安全確保に用いられる考え方である。

　本章では，わが国における安全確保のための制度の歴史と基本的な考え方について学ぶとともに，食品関連事業者の間で普及しつつあるHACCPやそれらを効果的に運用するためのマネジメントシステムと組み合わせたISO22000「食品安全マネジメントシステム」やそれらを基礎とする新たなスキーム構築の動きについて紹介する。

1. リスクアナリシス

わが国の食品安全に関する制度は、近年では2003（平成15）年，2018（平成30）年に大きく改正され，現在の形となっている。2003年の改正のきっかけとなったのは2001（平成13）年の国内におけるBSE感染牛の確認であった。これに関する当局の説明が混乱し，関係機関との連絡体制が十分に機能せず，国民のなかに行政への不信が生じ，「食」の安全性に対する信頼が大きく揺らいだ。

　一連の行政対応上の問題を検証し，今後の畜産・食品衛生行政のあり方について調査検討するため，2001年11月に農林水産大臣および厚生労働大臣の私的諮問機関として「BSE問題に関する調査検討委員会」が設置された。2002（平成14）年4月に提出された報告書では，食品の安全性確保に関する基本原則の確

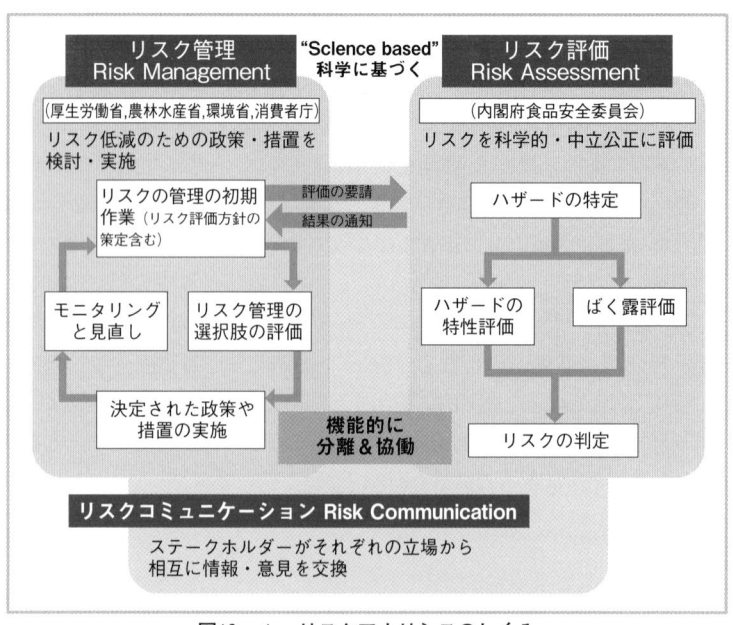

図10-1　リスクアナリシスのしくみ
（資料：食品安全委員会　食品の安全性に関する用語集（第6版）　2019）

表10-1　リスクアナリシス（リスク分析）の3要素

リスクアナリシス（リスク分析）
食品中に含まれるハザードを摂取することによってヒトの健康に悪影響を及ぼす可能性がある場合に，その発生を防止し，またはそのリスクを低減するための考え方。リスク管理，リスク評価およびリスクコミュニケーションの3つの要素からなっており，これらが相互に作用し合うことによって，より良い成果が得られる。
リスク評価（リスクアセスメント）
食品に含まれるハザードの摂取（ばく露）によるヒトの健康に対するリスクを，ハザードの特性等を考慮しつつ付随する不確実性を踏まえて科学的に評価することを指す。食品安全基本法では「食品健康影響評価」として規定され，食品の安全性の確保に関する施策の策定に当たっては，施策ごとに，食品健康影響評価を行わなければならないとされている。コーデックス委員会によれば，①ハザードの特定，②ハザードの特性評価，③ばく露評価，④リスクの判定の4つの段階を含むとされている。
リスク管理（リスクマネジメント）
リスク評価の結果をふまえて，すべての関係者と協議しながら，技術的な実行可能性，費用対効果，リスク評価結果等のさまざまな事項を考慮したうえで，リスクを低減するために適切な政策・措置（規格や基準の設定，低減対策の策定・普及啓発等）について，科学的な妥当性をもって検討・実施すること。
リスクコミュニケーション
一般市民（消費者，消費者団体），行政（リスク管理機関，リスク評価機関），メディア，事業者（一次生産者，製造業者，流通業者，業界団体など），専門家（研究者，研究・教育機関，医療機関など）といった関係者（ステークホルダー）がそれぞれの立場から相互に情報や意見を交換すること。リスクコミュニケーションを行うことで検討すべきリスクの特性やその影響に関する知識を深め，その過程で関係者間の相互理解を深め，信頼を構築し，リスク管理やリスク評価を有効に機能させることができる。

立，リスクアナリシス（リスク分析）に関する基本指針の確立，新しい消費者の保護を基本とした包括的な食品の安全を確保するための法律の制定ならびに新しい行政組織の構築が求められた。これらは2003（平成15）年に**食品安全基本法**および同法に基づく**食品安全委員会**として具体化された。

　食品安全委員会がとりまとめた「食品の安全に関する用語集（第6版）」によれば，リスクアナリシスのしくみ，リスク評価，リスク管理およびリスクコミュニケーションの定義はそれぞれ図10-1・表10-1に示すとおりである。

　なお，リスクコミュニケーションについては，関係者全員が意見交換を行う

だけでなく，リスク管理のための措置について関係者の合意を得ることが最も重要な機能である。食品安全基本法第9条に消費者の役割として「食品の安全性の確保に関する施策について意見を表明するように努めることによって，食品の安全性の確保に積極的な役割を果たす」こととされているのは，リスクコミュニケーションにおいて消費者が果たすべき役割を述べたものである。

２．HACCP（危害要因分析・重要管理点方式）

（1）歴　　史

　HACCPとは，食品の衛生管理システムの一つであり，Hazard Analysis and Critical Control Pointの頭文字を取ったもので「危害要因分析・重要管理点」ともいう。1960年代にアメリカで宇宙食の安全性を保証するために考案された製造工程管理のシステムである。衛生管理の手法としてHACCPシステム導入を推進すべきとの認識から1993（平成5）年にFAO／WHO合同食品規格委員会（コーデックス委員会）が「HACCPシステム適用のためのガイドライン」を示し，その後，各国の意見を取り入れて見直しが行われ1997（平成9）年にコーデックス規格「食品衛生の一般原則」の付属文書として公表された。2003（平成15）年，2020（令和2）年に見直しが行われたが，基本的な内容に変更はない。

（2）日本での取り組み

　わが国では1995（平成7）年の食品衛生法改正により，1996（平成8）年から乳製品や食肉製品等政令で指定された品目についてHACCPシステムを基礎とした食品の衛生管理方法を「**総合衛生管理製造過程**」として承認する制度が実施された（2018（平成30）年の食品衛生法改正により廃止）。また，1998（平成10）年には**HACCP手法支援法**（食品の製造過程の管理の高度化に関する臨時措置法）が公布され，HACCPによる食品の製造過程の高度化を進めようとする企業に対する低利融資などの支援措置が行われている。

　食品衛生法は，第51条において，厚生労働大臣は，営業の施設の衛生的な管

表10-2　食品衛生法施行規則別表第17および18（目次）

別表17（注：一般衛生管理）	別表18（注：HACCP7原則）
・食品衛生責任者等の選任 ・施設の衛生管理 ・設備等の衛生管理 ・使用水等の管理 ・ねずみ及び昆虫対策 ・廃棄物及び排水の取扱い ・食品又は添加物を取り扱う者の衛生管理 ・検食の実施 ・情報の提供 ・回収・廃棄 ・運搬 ・販売 ・教育訓練 ・その他	・危害要因の分析 ・重要管理点の決定 ・管理基準の設定 ・モニタリング方法の設定 ・改善措置の設定 ・検証方法の設定 ・記録の作成 ・令第34条の2に規定する営業者※ ※令第34条の2に規定する営業者にあっては，その取り扱う食品の特性又は営業の規模に応じ，前各号に掲げる事項を簡略化して公衆衛生上必要な措置を行うことができる。

理その他公衆衛生上必要な措置について，厚生労働省令で，以下の事項に関する基準を定めることとされている。

①施設の内外の清潔保持，ねずみ及び昆虫の駆除その他一般的な衛生管理に関すること。（食品衛生法施行規則別表第17）

②食品衛生上の危害の発生を防止するために特に重要な工程を管理するための取組に関すること。（食品衛生法施行規則別表第18）

営業者は，この規定により定められた基準に従い，公衆衛生上必要な措置を自ら定め，遵守しなければならないとされている。②において，「特に重要な工程を管理するための取組」がHACCPを意味しており，①における一般衛生管理とともに営業者によるHACCPへの取組が制度化された。

（3）概要と実際

　HACCPの本質は，対象とする製品の製造プロセスについて情報を集め，どの危害要因について重点的に管理する必要があるかを分析し，管理（control）方法およびその管理基準，管理が失敗した場合の改善措置を定め，それらを記録するとともにその記録を点検することにより，システムの管理（management）が維持されていることを確認するものである。

　以下，HACCPの7原則12手順の内容を紹介する。

　手順1：HACCPチームの編成　　HACCPチームがHACCPプランを作成し，プランによる衛生管理実施の中心的役割を果たす。製品に関するすべての情報が集まるよう各部門の担当者が集まることが望ましい。

　手順2：製品説明書の作成　　どのような食品を対象にするのかを明確にする。最終製品について，さまざまな項目に分けて仕様や特性を記述する。

　手順3：意図する用途等の確認　　製品が，誰に，どのように使用されるのかを明確にする。たとえば，最終消費者が加熱調理してから食べるのか，そのまま食べるのかなどを，予測できる範囲内で明らかにする。また，対象となる利用者が一般消費者なのか，病人や乳幼児なのか，加工業者なのかをわかる範囲で記述する。

　手順4：製造工程一覧図（フローダイヤグラム）の作成　　原材料の受け入れから最終製品の出荷にいたる一連の製造や加工の工程について，流れに沿って各工程の作業内容がわかるようなフローダイヤグラムを作成する。

　手順5：製造工程一覧図の現場確認　　HACCPチームのメンバーで操業中の施設を巡回し，詳しく観察し，手順4で作成したフローダイヤグラムが現場を正しく反映しているかを確認する。

　手順6（原則1）：危害要因の分析　　原料から製造工程，保管・流通を経て消費に至るまでの全過程において発生する可能性のある潜在的な危害要因とその発生条件等についての情報を収集し，危害要因の起こりやすさと起こった場合の重篤性を把握する。

　手順7（原則2）：重要管理点（CCP）の決定　　CCPとは，食品から危害要因を減少（低減）あるいは除去するために，その施設として不可欠の工程であって，とくに厳重に管理する必要がある手順，操作，段階のことである。CCPには，①危害要因の発生を予防するもの，②危害要因を排除するもの，③危害要因を許容範囲にまで低減するものがある。また，一つの危害要因に一つのCCPが対応するとは限らず，単一のCCPで複数の危害要因をコントロールする場

合，単一の危害要因を複数のCCPでコントロールする場合もある。

　手順8（原則3）：妥当性が確認された管理基準（CL）の設定　　CL（critical limit）とは，CCPの管理が許容できるか否かを判断するモニタリング・パラメータの基準値であり，次の2つの条件を満たす必要がある。①コントロールしようとする微生物等の危害要因が確実に予防，除去または許容範囲まで低減されていることを確認するうえで最適なパラメータで，かつ科学的根拠で立証された値，②可能な限りリアルタイムで判断できるパラメータを用いた基準。

　手順9（原則4）：モニタリング方法の設定　　モニタリングとは，CCPが正しくコントロールされていることを確認するとともに，後に実施する検証時に使用できる正確な記録をつけるために，観察，測定または試験検査を行うことである。モニタリングの方法は次の2つの条件を満たす必要がある。①連続的または相当の頻度であること，②速やかに結果が得られる方法であること。

　手順10（原則5）：改善措置の設定　　CCPのモニタリングにおいてCLからの逸脱が認められたときに，影響を受けた製品をフードチェーンから排除するための措置と工程の管理を元に戻すための措置を決定する。

　手順11（原則6）：HACCPプランの妥当性確認（validation）および検証方法（verification）手順の設定　　HACCPプランのCL等の数値が科学的に妥当であるかの検討，HACCPシステムがHACCPプランに従って実施されているかどうか，HACCPプランに修正が必要かどうかを判定するための方法，手続き，試験検査を設定する。

　手順12（原則7）：記録と保存方法の設定　　HACCPプランとそれに関連する文書，HACCPプランによる衛生管理の実施に関連する記録の作成・保存の手順を設定する。

　HACCP方式は，原材料の受け入れから最終製品までの工程ごとに，微生物による汚染や異物の混入などの危害を予測したうえで，危害の防止につながるとくに重要な工程を連続的・継続的に監視し，記録することにより，製品の安全性を確保する衛生手段であり，これまでの最終製品の抜き取り検査に比べ

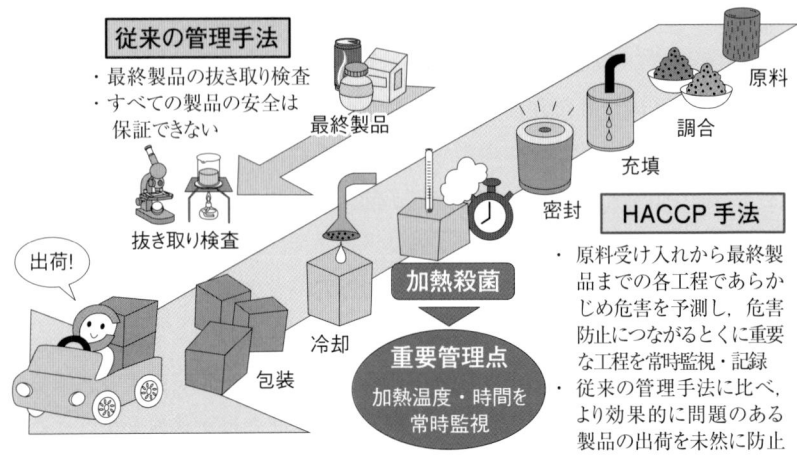

図10-2　HACCP方式と従来方式との違い

（資料：農林水産省・厚生労働省　パンフレット「安全で高品質な食品づくりを目指して」2011）

て，より効果的に安全性に問題のある製品の出荷を防止できる（図10-2）。

　農林水産省の調査によれば，わが国食品企業におけるHACCP導入率は2020（令和2）年で42.7%であり，販売金額規模，従業者規模とも大規模な企業の導入率が高くなっている。

（4）トレーサビリティ

　トレーサビリティとは「食品の生産，加工，流通などの各段階で原材料の出所や食品の製造元，販売先などを記録・保管し，食品とその情報とを把握（追跡）できること」と定義される。その結果，食品の移動の経路を把握することが可能となり，食品事故等の問題があった際の迅速な回収，早期の原因究明等に役立つものである。

　食品のトレーサビリティについては，食品衛生法により，原材料や販売する製品の仕入れ元等の記録の作成・保存が食品等事業者の努力義務として規定されている（食品衛生法第3条第2項）。

　さらに，とくに厳しい安全管理が必要な品目についてはトレーサビリティが

義務づけられており，国産牛肉については「牛の個体識別のための情報の管理及び伝達に関する特別措置法（牛トレーサビリティ法）」（2004（平成16）年施行），米・米加工品に関しては「米穀等の取引等に係る情報の記録及び産地情報の伝達に関する法律（米トレーサビリティ法）」（2010（平成22）年施行）により，それぞれ記録の作成，保存等が義務づけられている。

（5）一般衛生管理プログラム

わが国では，一般衛生管理プログラムの概念がHACCPとの関連で説明されることが多い。一般衛生管理プログラムの内容は2018（平成30）年に改訂される前のISO 22000：2005「食品安全マネジメントシステム」（p.187参照）の前提条件プログラム（PRP）の定義である「安全な最終製品および人の消費にとって安全な食品の生産，取り扱いおよび提供に適したフードチェーン全体の衛生環境の維持に必要な基本的条件および活動」との説明が理解しやすい。一般衛生管理プログラムの内容は，原材料の生産に始まり，施設・設備および機械・器具の保守管理や洗浄・殺菌，食品の一般的取り扱い，食品従事者の衛生管理と教育・訓練など食品の衛生管理に係る一般的共通事項が含まれる。わが国では先に示した「食品衛生法施行規則」別表第17の内容が一般衛生管理プログラムに当たる（p.181参照）。HACCPシステムで管理されていない多くの食品企業で食中毒が頻発しないのは，一般衛生管理プログラムが適切に実施され，食品中の微生物等ハザードの水準が危害を及ぼすレベル以下に管理（コントロール）されているからである。

3．ISO 9000シリーズとHACCPの関係

ISO 9000シリーズは，品質マネジメントのための一連の規格群を指す用語である。最も代表的な規格はISO 9001：2015「品質マネジメントシステム―要求事項」であり，顧客要求事項を満たすことにより顧客満足を向上させることを最優先の目的とする規格である。ISOはスイスの民間法人である国際標準化機

構の略称であり，機構が発行する規格は任意の規格であるが，WTO（世界貿易機関）傘下の「貿易の技術的障害に関する協定」のなかで機構は情報センターとして位置づけられており，代表的な国際標準化機関として扱われている。

　ISO 9001の特徴は，望ましい成果を生み出すための一つ一つのプロセス（工程）を明確にし，一連のプロセスを統合化しシステムとして運用することを求めている。規格の概念は図10 - 3に示すとおりである。

Plan　　：システムおよびそのプロセスの目標を設定し，顧客要求事項および組織の方針に沿った結果を出すために必要な資源を用意し，リスクおよび機会を特定し，かつ，それらに取り組む。

Do　　　：計画されたことを実行する。

Check　：方針，目標，要求事項および計画した行動に照らして，プロセスならびにその結果としての製品およびサービスを監視し，（該当する場合には必ず）測定し，その結果を報告する。

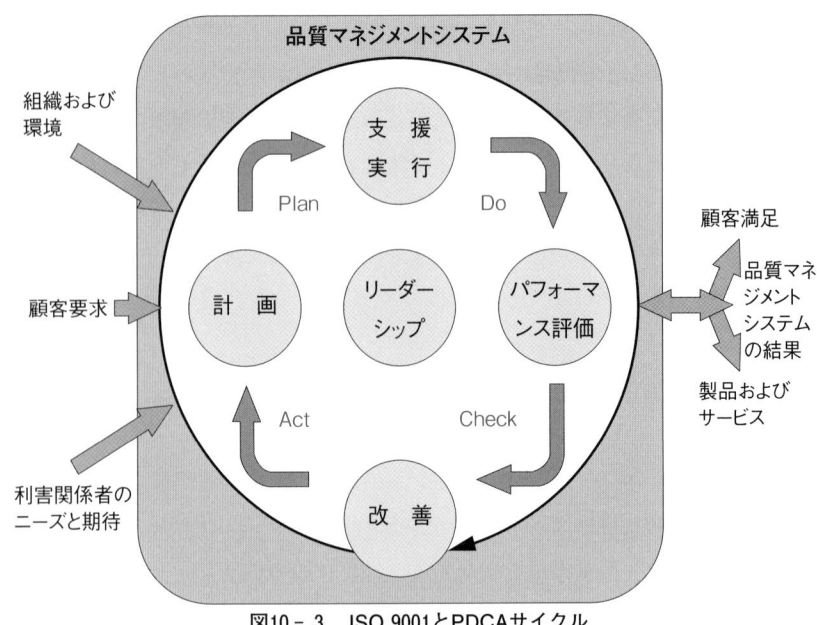

図10 - 3　ISO 9001とPDCAサイクル

Act　　　：必要に応じて，パフォーマンスを改善するための処置をとる。

　これはPDCAサイクルと呼ばれ，あらゆるプロセスに適用できる。

　一方，HACCPは図10-3に示す手順を通じ危害要因を管理する手法を決定するための手法である。モニタリングの結果，不具合（たとえば加熱不足）が見つかれば本来の安全な管理が行われている状態に戻すため改善措置（たとえば再加熱または加熱不足製品の廃棄）が講じられるが，HACCPプラン全体の改善（たとえば工程の変更等）にはHACCPの枠組みを超えたマネジメントシステムが必要である。HACCPは工場において製品を製造するラインの管理に適しており，ISO 9001は工場全体あるいは工場を含む企業組織全体の管理に適した規格といえよう。

4．ISO 22000食品安全マネジメントシステム

（1）ISO 22000の特徴

　ISO 22000：2018「食品安全マネジメントシステム―フードチェーンのあらゆる組織に対する要求事項」は，食品の安全を確保するために，①相互コミュニケーション，②システムマネジメント，③前提条件プログラム，④HACCP原則に関する要求事項を規定しており，一般衛生管理プログラム（ISO 22000では「前提条件プログラム（PRP：prerequisite programme）」と呼んでいる）に関する要求事項とHACCP原則を組み合わせ，効果を確認する妥当性確認を食品安全確保のための基本的な要求事項としており，それらに文書管理，トップマネジメントの責務，資源の管理，システムの検証などマネジメントシステムに必要とされる要素を組み合わせている（図10-4）。

　ISO 22000の大きな特徴は，危害要因分析の結果として明らかにされる「重要管理点（CCP：critical control point）」に加えて「オペレーション前提条件プログラム（OPRP：operational PRP）」という概念を導入したことである。OPRPは「重要な食品安全ハザードを予防又は許容水準まで低減するために適用される管理手段又は管理手段の組合せであり，処置基準及び測定又は観察がプロセス

及び/又は製品の効果的管理を可能にするもの」と定義され，CCPの定義「重要な食品安全ハザードを予防又は許容水準まで低減するために適用され，かつ規定された許容限界及び測定が修正の適用を可能にするプロセス内の段階」と基本的に変わらない。処置基準を許容限界と比較するとモニタリングの手法として測定のほか観察も認められている。提示された数値を読み取る測定と異なり，五感による観察（たとえば色や音の変化）では，不適合かどうか判断が難しい場合が生じる。このため，OPRPについては不適合と判断した場合についてそれを確認するための手順が定められている。

　ISO 22000はHACCP原則の各段階の手順を忠実に盛り込んでおり，HACCPシステムを実施する際のマニュアルとしての性格を有している。ISO 22000を理解する場合に重要な点は，管理手段（control measure）の用語の使い方である。ISO22000において管理手段は，ハザード分析（危害要因の分析に該当）の結果，特定された「重要な食品安全ハザード」を管理するために適用されている手段であり，CCPまたはOPRPのいずれかである。条件プログラムは管理手段

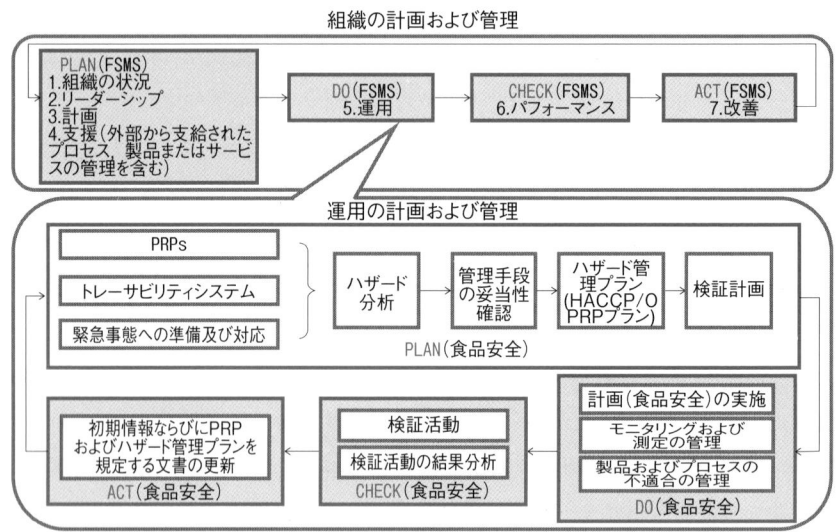

図10-4　ISO 22000における2つのレベルのPDCAサイクル

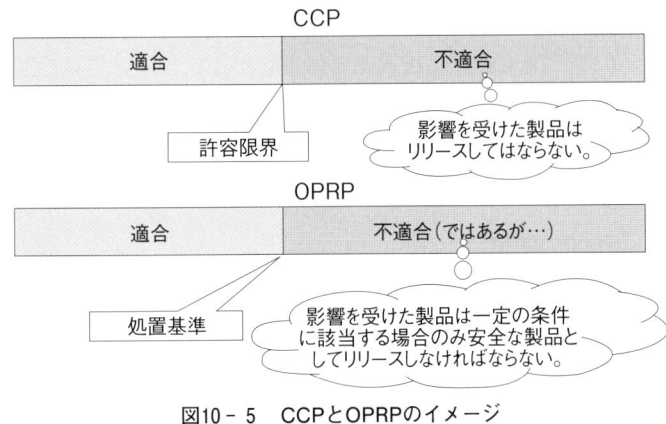

図10-5　CCPとOPRPのイメージ

ではなく，食品安全の維持に必要な基本的条件および活動とされている。

（2）ISO 9001とISO 22000の比較

　すでに述べたとおり，HACCPは工場において製品を製造するラインの管理に適しており，ISO 9001は工場全体あるいは工場を含む企業組織全体の管理に適している。HACCPを主要な内容とするISO 22000についても，組織全体に適用するより食品の製造ラインや食品の製造に直接関係のある管理部門までを対象として運用するほうが大きな効果を発揮すると考えられる。ISO 22000およびISO 9001は，いずれもISOが定めたマネジメントシステム規格の共通様式に沿っており，章立てやマネジメントシステムの構造は同じである。

　ISO 9001等のマネジメントシステム規格については審査機関による第三者認証のサービスが提供されており，ISOの調査によれば2020年末で全世界におけるISO 9001による認証件数は約92万，そのうちわが国では約3万2,000件の認証が行われている。認証件数の多い国は中国（約32万），イタリア（約9万1,000），ドイツ（約4万9,000），インド（約3万2,000）であり，わが国の認証組織数は世界第5位である。

　ISO 22000による2020年末の認証件数は，全世界において約3万4,000，その

うちわが国では約1,500の組織が認証を受けており，中国（約13,000），ギリシャ（約2,100），インド（約1,800）に次ぎ世界第4位である。ISO22000の認証は，スキームの要求事項にISO22000を含むFSSC22000に移行していることもあり，伸び悩んでいる。

（3）ISO 22000の活用

　ISO 22000による認証は，認証を行う審査機関等に対する要求事項を内容とするISO 22003が2007年に発行されてから本格化した。当初はヨーロッパにおける認証組織数が多かったが，その後中国を中心とするアジアが大きな比重を占めるようになった。ISO22000による認証が始まったばかりの2007年末の認証組織数を見ると，中国，インドといったアジア諸国のほか，ギリシャ，トルコ，ルーマニアといった欧州連合（EU）周辺国の認証組織が多い。ISO 22000提案の目的の一つに，EU周辺国においてEU向けの商品を生産する食品企業の衛生管理の強化があったことがうかがえる認証実態となっている。

　米国の認証件数は2020年末で54と少ない。米国ではすでにHACCPが義務化されており，わざわざ認証を取得するメリットが少ないこと，SQF（Safe Quality Food）など有力な民間認証システムがあること，ISOの認証システムに対して米国の関心が薄いことなどが考えられる。

　わが国では，ISO 22000がコーデックス規格によるHACCP原則を基本としており，食品衛生法に基づき制度化されたHACCPと同じ考え方であることから，よく普及している。

（4）FSSC 22000

　世界食品安全イニシアティブ（GFSI：global food safety initiative）は，TCGF（the consumer goods forum）傘下の食品安全の推進母体である。GFSIはTCGFの「セーフティ＆ヘルス」の一環として取り組みが行われている。GFSIの活動のうち，食品の製造・流通分野にとくに大きな影響を与えつつあるのが，食品安全に関する認証プログラム（認定・認証のシステムの他，要員の管理まで含む，認

証を適切に行うためのシステム全体を指す用語）の受け入れである。これは，GFSIにより承認された認証プログラムによる認証を取得していれば，流通業者等がその製品を受け入れることにより，製造業者側の認証の重複によるコスト増大を避けようとするものである。

　ISO 22000を用いた認定・認証については，オランダの民間団体である食品安全認証財団（the foundation of food safety certification）が，ISO 22000と英国規格協会（BSI）が作成した前提条件プログラムを詳細に記述した規格であるPAS 220等を組み合わせた認証システムであるFSSC（food safety system certificate）22000を開発し，2010年，GFSIにより承認された。なお，前提条件プログラムに関する規格は，その後ISO 22002シリーズに置き替えられている。2021年9月には世界の認証組織数が2万6,000件を超え，普及が進んでいる。

主要参考文献

- 井上哲男・河村太郎・義平邦利編　食品衛生辞典　廣川書店　2000
- 廣末トシ子・安達修一編著　新食品衛生学要説　2021年版　医歯薬出版　2021
- 宮沢文雄・平良昌彦編　食品衛生学　建帛社　1987
- 澤村良二・濱田　昭・早津彦哉編　食品衛生学〔改訂第2版〕　南江堂　1995
- 菊川清見・那須正夫　食品衛生学　南江堂　2004
- 山中英明・藤井建夫・塩見一雄　食品衛生学　第3版　恒星社厚生閣　2012
- 廣田才之ら編　食品衛生学実験　共立出版　1997
- 加藤　博・七山征子　三訂食品衛生実験　光生館　1999
- 細貝祐太郎・川井英雄・廣末トシ子　改訂　食品衛生学実験　恒星社厚生閣　2021
- 食品衛生検査指針委員会　食品衛生検査指針　微生物編　日本食品衛生協会　2015
- 食品衛生検査指針委員会　食品衛生検査指針 理化学編　改訂第2版　日本食品衛生協会　2018
- 藤井建夫編　食品の保全と微生物　幸書房　2001
- 仲西寿男・丸山　務監修　食品由来感染症と食品微生物　中央法規　2009
- 田名部尚子・今井悦子編　食材を生かす調理学―機能性をさぐる―　アイ・ケイコーポレーション　2004
- 森地敏樹監修　食品微生物検査マニュアル《改訂第2版》　栄研化学　2009
- 伊藤　武監修・佐藤　順編　食品微生物の簡易迅速測定法はここまで変わった！　サイエンスフォーラム　2002
- 亀和田光男・森地敏樹・小林登史夫編　食の安全と企業戦略―食品安全基本法と食生活への貢献―　幸書房　2004
- 河端俊治ほか編　食品衛生事典　中央法規　1989
- 相磯和嘉監修　食品微生物学　医歯薬出版　1976
- 五十嵐　脩　過酸化脂質と栄養　光生館　1986
- 熊谷　進・山本茂貴編　食の安全とリスクアセスメント　中央法規　2004
- 横山理雄監修　食の安全とトレーサビリティ　幸書房　2004
- 日本食品保全研究会編（春田三佐夫監修）　HACCPにおける微生物危害と対策　中央法規　2000
- 坂崎利一編　食水系感染症と細菌性食中毒　中央法規　2000

・小久保彌太郎編　現場で役立つ食品微生物Q&A《第5版》　中央法規　2021
・食品産業戦略研究所編　食品の腐敗変敗防止対策ハンドブック　サイエンスフォーラム　1996
・河端俊治・春田三佐夫・細貝祐太郎　実務食品衛生　中央法規　1987
・高野光男・横山理雄　食品の殺菌─その科学と技術─　幸書房　1998
・日本食品工学会編　食品製造に役立つ食品工学事典　恒星社厚生閣　2020
・奥山春彦・皆川　基　洗剤・洗浄の事典　朝倉書店　1991
・武　恒子・木寺博子・右田節子・石川寛子　食と調理学　弘学出版　1992
・西田　博　手洗いのバイブル　光琳　1984
・吉岡　毅・長谷川浩道・千羽喜代子　実習育児学　日本小児医事出版社　1997
・森田洋右　育児用ミルク講座　和光堂　1999
・北條祥子　よくわかる環境ホルモンの話　合同出版　1998
・北條祥子　化学物質過敏症から子どもを守る　芽ばえ社　2002
・中澤泰男・濱田　昭編　衛生化学・公衆衛生学マニュアル　南山堂　1992
・日本科学者会議公害環境問題研究会編　環境展望　実教出版　1999
・浦野紘平編著　どうしたらいいの?環境ホルモン　読売新聞社　1999
・細貝裕太郎・菅原龍幸・松本昌雄・川井英雄編　新訂原色食品衛生図鑑　第2版　建帛社　2008
・和田武編　環境問題を学ぶ人のために　世界思想社　1999
・細谷克也監修　HACCP実践講座2　こうすればHACCPシステムが構築できる　日科技連　2000
・黒澤聡樹監修　HACCPがよくわかる本　PHP研究所　2000
・厚生省生活衛生局乳肉衛生課監修　HACCP:衛生管理計画の作成と実践（全3巻）〔総論編〕〔データ編〕〔乳・乳製品，食肉製品実践編〕　中央法規　1997〜1999
・日本食品保全研究会編　HACCPの基礎と実際　中央法規　1999
・永坂敏男　HACCP/ISO（9001：2000）　幸書房　2004
・牧　英憲・鴇原恵二　図解よくわかるISO　日本実業出版社　2003
・ISO/TC34/SC17　食品安全マネジメントシステム専門分科会監修　ISO22000：2018　食品安全マネジメントシステム　要求事項の解説　日本規格協会　2019
・日本食品衛生学会編　食品安全の事典　朝倉書店　2009
・今村知明編著　食品防御の考え方とその進め方　日本食品衛生協会　2015
・日本食品衛生学会　食品・食品添加物等規格基準（抄）　2022

インターネットによる
食品安全性情報提供源ダイレクトリー

1．国家等機関別のサイト

1　日本の行政機関・研究機関など

1.1　省　　庁

食品安全委員会

https://www.fsc.go.jp/

消費者庁

https://www.caa.go.jp/

厚生労働省

https://www.mhlw.go.jp/

農林水産省

https://www.maff.go.jp/

環　境　省

https://www.env.go.jp/

1.2　国立の研究所・試験場・センター

国立医薬品食品衛生研究所（NIHS）

https://www.nihs.go.jp/index-j.html

安全性上懸念される事項に関しては，ほとんどすべての情報が得られる。カテゴリーごとのサイトについては「データベース」「カテゴリー別」ほかの項参照。

国立医薬品食品衛生研究所食品の安全性に関する情報

https://www.nihs.go.jp/dsi/food-info/index.html

食品の安全性確保を目的として，食品等の衛生管理に関する情報が得られる。

国立感染症研究所（NIID）

https://www.niid.go.jp/niid/index.html

感染症に関する最新の情報が得られる。

国立健康・栄養研究所

https://www.nibiohn.go.jp/

特定保健用食品などに関する情報が得られる。

独立行政法人国民生活センター

https://www.kokusen.go.jp/

生活に密接した食生活などの情報が得られる。

農業・食品産業技術総合研究機構　食品研究部門（NFRI）

https://www.naro.go.jp/laboratory/nfri/index.html

�農業・食品産業技術総合研究機構の食品部門のサイト。食品研究成果情報など
が得られる。

1.3　地方自治体

地方衛生研究所ネットワーク

https://www.chieiken.gr.jp/

食品衛生等に関するページを有する地方行政機関の情報が得られる。

1.4　そ　の　他

e-Gov

https://www.e-gov.go.jp/

各府省がインターネットを通じて行政情報の総合的な検索・案内サービスを提供
している。

全国官報販売協同組合

https://www.gov-book.or.jp/

政府刊行物および関連書籍の情報が得られる。

2　米国の法律・行政機関・研究機関など

2.1　FDA（食品医薬品局）

Food and Drug Administration

https://www.fda.gov/

米国食品医薬品局(FDA)のホームページ。個々のFDA行政のページにつながる。

2.2　CDC（疾病管理予防センター）

Centers for Disease Control and Prevention（CDC）

https://www.cdc.gov/

CDCは，FDAと並ぶDHHS（Department of Health and Human Services）に
属する機関の一つ。米国における病気の発生状況などを監視するとともに，予防
措置も推進する機関。食中毒のページもある。

National Institutes of Health（NIH）

https://www.nih.gov/

NIHは，DHHSに属する機関の一つ。健康増進のための研究を，所属研究所だけでなく，広く大学や病院での研究の支援などもしている。NIH紹介のページ。

3 国 際 機 関

3.1 FAO（国連食糧農業機関）：Food and Agriculture Organization of the United Nations

https://www.fao.org/home/en/

国連専門機関の一つ。同専門機関のなかでは最大規模のFAOのホームページ。国際食品規格委員会やFAO/WHO合同食品規格委員会へのリンクもある。

3.2 WHO（世界保健機関）

WHO：World Health Organization

https://www.who.int/en/

国連専門機関のひとつであるWHOのホームページ。伝染病監視のサイトでは，世界各地で発生する突発疾病速報のページなどがある。

3.3 WTO（世界貿易機関）：World Trade Organization

https://www.wto.org/

WTOのホームページ。検索により，たとえば遺伝子組換え食品の貿易上の問題ページを見ることができる。

索　引

■責任編集

植 木 幸 英　聖徳大学　名誉教授・保健学博士
　　　　　　　　　　　　　　　　　　　（第1章，第3章1，第5章）

川 村　　堅　女子栄養大学栄養学部　教授・博士（医学）
　　　　　　　—（第1章，第3章5・6，第8章，第9章3・4・5・7）

■執 筆 者(五十音順)

小久保彌太郎　（公社）日本食品衛生協会　技術参与・獣医学博士
　　　　　　　　　　　　　　　　　　　　　　　　（第3章2）

小松﨑典子　聖徳大学人間栄養学部　准教授・博士（農学）
　　　　　　　　　　　　　　　　　　　　　　（第4章）

角 田 光 淳　元関東学院大学　教授
　　　　　　　同大学材料・表面工学研究所　研究員・博士（栄養学）
　　　　　　　　　　　　　　　　　　（第2章，第3章3・4）

廣 末 ト シ 子　女子栄養大学短期大学部　名誉教授・博士（栄養学）
　　　　　　　　　　　　　　　　　　　　　　（第9章2）

北 條 祥 子　東北大学大学院歯学研究科　研究員
　　　　　　　尚絅学院大学　名誉教授・医学博士・歯学博士
　　　　　　　　　　　　　　　　（第6章，第7章，第9章6）

湯 川 剛 一 郎　湯川食品科学技術士事務所　所長
　　　　　　　　　　　　　　　　（第9章1，第10章，付録）

■編　者

公益社団法人　日本フードスペシャリスト協会

〔事務局〕

〒170-0004　東京都豊島区北大塚 2 丁目20番 4 号
　　　　　　橋義ビル 4 階403号室
　　　　　TEL　03-3940-3388
　　　　　FAX　03-3940-3389

三訂 食品の安全性［第 3 版］

2001年（平成13年）　7 月31日	初版発行〜第 4 刷
2005年（平成17年）　4 月 5 日	改訂版発行〜第12刷
2016年（平成28年）　3 月 1 日	三訂版発行〜第 2 刷
2018年（平成30年）12月20日	三訂第 2 版発行〜第 3 刷
2021年（令和 3 年）12月20日	三訂第 3 版発行
2023年（令和 5 年）　2 月10日	三訂第 3 版第 2 刷発行

編　　　者　　(公社)日本フード
　　　　　　　スペシャリスト協会

発 行 者　　筑　紫　和　男

発 行 所　　株式会社 建 帛 社
　　　　　　　　　　KENPAKUSHA

112-0011　東京都文京区千石 4 丁目 2 番15号
　　　　　TEL（03）3944−2611
　　　　　FAX（03）3946−4377
　　　　　https://www.kenpakusha.co.jp/

フードスペシャリスト養成課程教科書・関連図書

四訂 フードスペシャリスト論 [第7版]
A5判／208頁
定価2,200円（税10%込）

目次 フードスペシャリストとは　人類と食物　世界の食　日本の食　現代日本の食生活　食品産業の役割　食品の品質規格と表示　食情報と消費者保護

三訂 食品の官能評価・鑑別演習
A5判／264頁
定価2,420円（税10%込）

目次 食品の品質とは　官能評価　化学的評価法（食品成分と品質／評価）　物理的評価法（食品の状態／レオロジーとテクスチャー　他）　個別食品の鑑別

食物学Ⅰ —食品の成分と機能— [第2版]
A5判／248頁
定価2,420円（税10%込）

目次 食品の分類と食品成分表　食品成分の構造と機能の基礎　食品酵素の分類と性質　色・香り・味の分類と性質　食品成分の変化　食品機能

食物学Ⅱ —食品材料と加工, 貯蔵・流通技術— [第2版]
A5判／240頁
定価2,420円（税10%込）

目次 食品加工の原理　各論（穀類・イモ・デンプン／豆・種実／野菜・果実・キノコ／水産／肉・卵・乳／油脂／調味料／調理加工食品・菓子・し好飲料）　貯蔵・流通

三訂 食品の安全性 [第3版]
A5判／216頁
定価2,310円（税10%込）

目次 腐敗・変敗とその防止　食中毒　安全性の確保　家庭における食品の安全保持　環境汚染と食品　器具および容器包装　水の衛生　食品の安全流通と表示

調理学 [第2版]
A5判／184頁
定価2,090円（税10%込）

目次 おいしさの設計　調理操作　食品素材の調理特性　調理と食品開発

三訂 栄養と健康 [第2版]
A5判／200頁
定価2,200円（税10%込）

目次 からだの仕組み　食事と栄養　食事と健康　健康づくりのための政策・指針　健康とダイエット　ライフステージと栄養　生活習慣病と栄養　免疫と栄養

四訂 食品の消費と流通
A5判／168頁
定価2,090円（税10%込）

目次 食市場の変化　食品の流通　外食・中食産業のマーチャンダイジング　主要食品の流通　フードマーケティング　食料消費の課題

三訂 フードコーディネート論
A5判／184頁
定価2,090円（税10%込）

目次 食事の文化　食卓のサービスとマナー　メニュープランニング　食空間のコーディネート　フードサービスマネジメント　食企画の実践コーディネート

フードスペシャリスト資格認定試験過去問題集 **年度版**

A4判／100頁（別冊解答・解説16頁付）　定価1,320円（税10%込）　**最新問題を収載し、毎年2月刊行**